LA LYMPHE

De l'Antiquité au XXIe siècle

Médecine à travers les siècles

Collection dirigée par le Docteur Xavier Riaud

L'objectif de cette collection est de constituer « une histoire grand public » de la médecine ainsi que de ses acteurs plus ou moins connus, de l'Antiquité à nos jours.
Si elle se veut un hommage à ceux qui ont contribué au progrès de l'humanité, elle ne néglige pas pour autant les zones d'ombre ou les dérives de la science médicale.
C'est en ce sens que – conformément à ce que devrait être l'enseignement de l'histoire –, elle ambitionne une « vision globale » et non partielle ou partiale comme cela est trop souvent le cas.

Dernières parutions

Philippe MARRE, *Pr Jean-Michel Dubernard (1941-2021). Un chirurgien au service de l'Homme*, 2023.
Patrice PINET, *Louis Pasteur face aux médecins et aux chirurgiens*, 2023.
Sous la direction de Xavier RIAUD, *Au service de l'histoire de la médecine. 2006-2023. Anniversaire d'une collection éditoriale*, 2023.
Élisabeth CLEMENTZ-METZ, *Les lépreux en Alsace. Volume I : Marginaux, exclus, intercesseurs ?*, 2023.
Élisabeth CLEMENTZ-METZ, *Les lépreux en Alsace. Volume II : Documents*, 2023.
Pierre AUBRY et Bernard-Alex GAÜZÈRE, *Formation et vie des médecins, chirurgiens et apothicaires de la Marine et des Colonies du XVIe à la fin du XIXe siècle en France*, 2022.
Jean DUPOUY-CAMET, *La mission d'étude française de 1866 sur la trichinose en Allemagne*, 2022.
Xavier RIAUD, *Grands dentistes résistants. Pour la France !*, 2022.
Sous la direction de Dominique LE NEN et Pascal BRIOIST, *Léonard de Vinci. Le corps… à la croisée des sciences et de l'art*, 2022.
Michel A. GERMAIN et Corinne BECKER, *Guérir du Lymphœdème. Histoire et avancées médicales*, 2022.
Maxime GATELIER, Quentin LECARDINAL, *Prothèses dentaires de soldats de la Première Guerre mondiale. Etude médico-légale*, 2022.

Michel A. Germain

LA LYMPHE

De l'Antiquité au XXIe siècle

Préambule du professeur Patrice Queneau

Préfaces des professeurs
Christian-François Roques Latrille et Alain Philippon

L'Harmattan

Du même auteur

René Leriche, pionnier de la chirurgie vasculaire,
Glyphe, 2008. Prix Littré.

La microchirurgie dans le monde : les débuts, l'évolution, Glyphe, 2011.

L'épopée des gants chirurgicaux, L'Harmattan, 2012.

Alexis Carrel, un chirurgien entre ombre et lumière, L'Harmattan, 2013.

Musiciens célèbres malades. Pourrait-on les sauver aujourd'hui ?,
L'Harmattan, 2015.

Les tables d'opération de l'Antiquité à nos jours, L'Harmattan, 2016.

*Frédéric Chopin, un génie musical face à une maladie rare :
la mucoviscidose*, L'Harmattan, 2018.

Les sarcomes osseux chez l'enfant : une longue histoire,
L'Harmattan, 2018.

*C'était mon père. L'émouvant témoignage d'un héros
de la Seconde Guerre mondiale. Résistant évadé de Mauthausen,
officier mort pour la France*, Fiacre, 2018.

*Autour du violon. Applications à la médecine :
Ergothérapie-musicothérapie*, Fiacre, 2019.

La main du chirurgien,
Fiacre, 2020. Prix Suzanne Rafflé de Chevaniel.

Les Romains et Les Germains. La médecine à l'époque romaine,
L'Harmattan, 2020.

Enseigner aujourd'hui. Le Partage de son savoir,
Fiacre, 2021. Prix Jean-René Cruchet.

La reconstruction du nez, L'Harmattan, 2021.

Guérir du lymphœdème, L'Harmattan, 2022.

À bord des chars, Fiacre, 2022.

Cancer, lambeaux, transplants, Fiacre, 2022.

Autour de l'autisme, Fiacre, 2023.

5-7, rue de l'Ecole-Polytechnique, 75005 Paris
http://www.editions-harmattan.fr
ISBN : 978-2-336-42365-4
EAN : 9782336423654

Préambule

La lymphe ? Mais qui connaît un peu la lymphe ? Son histoire multiséculaire, les maladies qu'elle induit, ses innovations scientifiques si précieuses pour guérir davantage de malades ?

Il faut un Michel Germain, un chirurgien des hôpitaux de Paris doublé d'un passionné d'histoire de la médecine (54 livres déjà dont plusieurs primés !) pour aller déterrer le « vaisseau lymphatique » des mânes de son oubli. Osons dire de son « lymphatisme » !

Voilà qui est fait avec ce livre innovant, vivant, précis, révélateur de la longue marche historique qui a interrogé depuis des millénaires les plus grands savants, médecins et chirurgiens, sur son anatomie, complexe et très originale, sa physiologie, longtemps contestée et très spécifique (c'est la seule circulation de notre corps fonctionnant dans un seul sens, contrairement aux artères et aux veines).

Depuis l'Antiquité, des bas-reliefs représentent des personnages avec des membres inférieurs gonflés et recouverts de bandages. Puis, dès le Ier siècle de notre ère, l'immense Claude Galien nous livre ses constats. L'origine de la lymphe, sa circulation, ses maladies questionnent ensuite la médecine arabe et Avicenne, puis Leonardo da Vinci, Michel Servet, William Harvey (découvreur de la circulation sanguine), Jean Pecquet puis, plus tard, Dominique Larrey, Rudolf Virchow, Jacques Lisfranc et tant d'autres plus récemment.

Michel Germain nous fait ainsi plonger dans les interrogations de ces monstres sacrés de l'histoire de la médecine. Et il le fait avec sa recherche inlassable de la vérité historique la plus incontestable dans sa précision, avec un art consommé du mot juste.

Mais, Michel Germain va plus loin : il nous dirige vers la physiopathologie, le rôle trop longtemps méconnu de la lymphe dans de nombreuses maladies, les lymphœdèmes et la diffusion des cellules cancéreuses notamment.

Et notre historien ne s'arrête pas là, il détaille les perspectives innovantes de la lymphe : la lymphangiogenèse et son blocage pour éviter les disséminations métastatiques des cancers, les cellules souches et la progression tumorale, la place de la lymphe dans l'« unité neuro-vasculaire », et leurs applications thérapeutiques pour les bienfaits des malades, et de leur guérison.

Merci à Michel Germain d'avoir redonné sa noblesse à la lymphe au travers d'un livre plein d'espoir pour les malades et passionnant pour tout lecteur avide de plonger dans une histoire haletante par trop méconnue.

Professeur Patrice Queneau
Membre de l'Académie nationale de médecine
Doyen honoraire de la Faculté de médecine de Saint-Étienne
Professeur émérite de Thérapeutique.

Préface

du Professeur Christian-François Roques Latrille

Quand le Pr Michel Germain m'a sollicité pour une préface de son ouvrage sur les lymphatiques, je me suis interrogé sur ce qu'évoquaient pour moi ce finalement mystérieux système. Trois images me sont tout de suite venues à l'esprit. Tout d'abord, celle du magnifique travail d'Henri Rouvière, dont je possède quelque part un exemplaire, mais que je ne suis pas certain de retrouver. Je m'étais émerveillé devant la qualité prodigieuse du texte et des illustrations élaborés par cet incomparable anatomiste au terme d'une recherche personnelle acharnée. Ensuite me vint l'image des lymphographies que l'on pratiquait quand j'étais interne, heureusement remplacées par l'imagerie en résonance magnétique. Elles étaient une véritable épreuve initiatique pour le patient, en particulier lorsqu'il s'agissait d'enfants, et le praticien. Enfin, et surtout, celle des très nombreux gros bras après cancer du sein, que nous étions amenés à prendre en charge en médecine physique d'adultes, avec des résultats bien trop souvent décevants.

Je me suis alors rendu compte que mes connaissances sur le système lymphatique, comme probablement celles de beaucoup d'autres médecins, étaient finalement assez modestes, fondées avant tout sur les données acquises au cours de l'enseignement de l'anatomie de nos premières années d'étude. Par la suite, on retrouvait les ganglions et les lymphatiques dans nombre de pathologies, en particulier celles cancéreuses, mais sans plus s'interroger sur le système lui-même, sa finalité, sa biologie, ses particularités, ses potentialités… Je connaissais pourtant l'importance des ganglions lymphatiques dans l'organisation du système immunitaire et des vaisseaux lymphatiques dans le retour circulatoire en coopération avec le réseau veineux. Il est vrai qu'il est facile de voir ses veines, et dit-on, ses peines ! Mais, les lymphatiques, en vrai sages, savent rester cachés tant qu'ils vont bien. On est discret ou on ne l'est pas ! Les lymphatiques semblaient bien avoir fait leur choix une fois pour toutes... Mais, c'était sans compter avec Michel Germain dont la curiosité intellectuelle n'a d'égale que l'appétit à la transmettre à travers de très nombreux ouvrages dont la qualité le dispute à la variété, tant rien d'humain ne lui est étranger selon la pénétrante expression de Térence. La pathologie de la sphère céphalique, l'enseignement de la médecine, l'histoire de la médecine, la musique, les musiciens, les chirurgiens d'exception, les problèmes techniques (de la main du chirurgien au gant qui protège malade et médecin, sans oublier la table d'opération) sont les sujets qu'il a traités dans ses ouvrages antérieurs qui témoignent de cette précision qui sied à la chirurgie et à ceux qui l'exercent. Il n'est pas inintéressant de noter que ce travail est publié par les Éditions L'Harmattan qui se situent au « carrefour des sciences et du savoir » dont on connaît la pertinence des choix éditoriaux.

Le Pr Michel Germain, après un exposé historique exhaustif qui manquait à l'historiographie médicale, aborde la présentation des données anatomiques et physiologiques les plus actuelles concernant la lymphe, les vaisseaux et les ganglions lymphatiques. Il montre l'intelligence de la répartition des tâches entre les deux composantes de la circulation de retour. Il délaisse le domaine thérapeutique, déjà abordé dans un ouvrage antérieur, pour mettre l'accent sur les perspectives innovantes. Le chapitre sur l'angiogenèse est passionnant tant les implications du phénomène sont au premier plan de la pathologie, mais aussi de la thérapeutique. Le corollaire suit immédiatement après, les cellules souches dont on mesure, chaque jour un peu plus, l'importance en biologie et les potentialités thérapeutiques qui constituent une des révolutions actuelles de la médecine comme le montre bien l'auteur.

Alors que dire pour conclure ? Peut-être, tout simplement *« lisez ce livre »* à ceux qui ne l'ont pas encore lu et *« bravo, merci et continuez »* au Pr Michel Germain.

Professeur Christian-François Roques Latrille
Membre de l'Académie nationale de médecine
Professeur honoraire des Universités.
Médecine physique et de réadaptation.

Préface
du Professeur Alain Philippon

Le Yin et le Yang sont deux aspects dans la philosophie chinoise qui, par leur complémentarité, se prêtent à une analyse de phénomènes, dont ceux de la vie. Le Yin est représenté en noir et le Yang sur fond blanc. En termes circulatoires, tellement essentiel à la vie, il existe aussi deux systèmes dont l'un, bien visible, à savoir la circulation sanguine et l'autre, beaucoup moins, du moins à l'état normal, la circulation lymphatique. Nous avons tous des souvenirs de prises de sang ou encore de saignements, mais pas d'hémorragie lymphatique, ou lymphorrhée, voire lymphorragie. La lymphe, indispensable à la vie, est un liquide blanchâtre ou jaunâtre, car dépourvue de globules rouges dont la composition est proche de celle du plasma sanguin. Baignant les organes, elle est riche en déchets, mais véhicule notamment les lymphocytes, support de l'immunité. Ainsi, la détection d'une adénopathie est-elle importante. Notre corps contiendrait un peu plus de lymphe que de sang, mais le débit en serait faible, de 2 à 4 litres/jour en l'absence d'une pompe comme le cœur (le débit sanguin serait de 5 litres/min).

La circulation lymphatique est si peu connue que l'on a même découvert, il y a quelques années, son existence au niveau du cerveau, en particulier des méninges (1-2). Contrairement aux autres organes, le système nerveux central, en plus de présenter un liquide interstitiel circulant au sein du parenchyme cérébral, baigne dans le liquide céphalorachidien (LCR) permettant la circulation de neurotransmetteurs et de cytokines, mais aussi l'élimination des déchets provenant des cellules. Néanmoins, les voies empruntées par le LCR pour rejoindre les ganglions cervicaux sont encore peu connues. Or, l'activité métabolique du système nerveux central (SNC) requiert un système efficace de drainage et de détoxification tissulaire (1). La présence d'un réseau lymphatique conventionnel et fonctionnel au sein du SNC ouvre la voie à de nouvelles perspectives thérapeutiques prometteuses. Cette découverte offre un nouvel angle d'attaque dans la compréhension de certaines maladies neurologiques comme la maladie d'Alzheimer et la sclérose en plaques et donc un espoir de traitements novateurs. Ainsi, l'intérêt du BCG suscite de réels espoirs dans la prévention de la maladie d'Alzheimer

(3-4). Le BCG, bacille de Calmette Guérin, a été prescrit pour la première fois en juillet 1921 dans la lutte antituberculeuse. Vaccin le plus utilisé dans le monde bien que plusieurs pays développés aient abandonné la vaccination, il y a quelques années, son succès actuel est lié à des effets variables, dont l'immunité anticancéreuse. Devenu le « gold standard » dans le cancer vésical non invasif, le suivi de malades âgés durant plusieurs décennies a permis de découvrir un effet préventif du BCG dans la maladie d'Alzheimer (3-4). Devant ce renouveau de connaissances scientifiques suscitant des espoirs de thérapeutiques innovantes d'autant que de nouveaux vaccins antituberculeux apparaissent en perspective, il était hautement souhaitable et surtout nécessaire de s'intéresser à la lymphe, à sa circulation et à son rôle en synthétisant nos connaissances dans un seul ouvrage. Que leurs auteurs en soient vivement remerciés.

Professeur Alain Philippon. Professeur Émérite. (ENVA63)
Faculté de Médecine - Université Paris Cité
Chef de service honoraire CHU Cochin - Service de Bactériologie
Ex-Chargé de Recherches INRA-NOUZILLY - Pathologie de la reproduction
Ex-Chef de laboratoire à l'Institut Pasteur
Membre émérite de l'Académie vétérinaire de France.

Références bibliographiques :

1. Louveau A., Smirnov I., Keyes T. J., Eccles J. D., Rouhani S. J., Peske J. D., Derecki N. C., Castle D., Mandell J. W., Lee K. S., Harris T. H., Kipnis J., Structural and functional features of central nervous system lymphatic vessels. *Nature*. 2015 ; 523 : 337-341.
2. Thomas J. L., Jacob L., Boisserand L., Système lymphatique et cerveau. *Med. Sci.* (Paris), 2019 ; 35(1) : 55-61.
3. Gofrit O. N., Klein B. Y., Cohen I. R., Ben-Hur T., Greenblatt C. L., Bercovier H., Bacillus Calmette-Guérin (BCG) therapy lowers the incidence of Alzheimer's disease in bladder cancer patients. *PLoS One*. 2019 ; 14 : e0224433.
4. Klein B. Y., Greenblatt C. L., Gofrit O. N., Bercovier H., Bacillus Calmette-Guérin in immuno-regulation of Alzheimer's disease. *Front Aging Neurosci*. 2022 ; 14 : 861956.

Avant-propos

Les livres importants sur la lymphe datent de 1787-1932. Ils ont été écrits par Mascagni (1787), Sappey (1874 et 1899), Rouvière sur l'anatomie des lymphatiques (1932). Il me semble nécessaire de moderniser et d'actualiser nos connaissances, d'autant que les projets concernant la lymphe sont nombreux. Les questions sont fréquentes : origine de la lymphe, pathologies de la lymphe ? Anatomie, Physiologie et physiopathologie ? Perspectives ?
Mon livre (2022) vient d'être publié, il ouvre des portes nouvelles sur les lymphatiques, en particulier le traitement d'une pathologie. Il s'intitule *Guérir du lymphœdème.*
L'arbre vasculaire se ramifie dans tout le corps afin d'irriguer chaque parcelle de tissu dont il assure l'oxygénation, l'approvisionnement en nutriment, et l'évacuation des déchets métaboliques. C'est un système à développement spatial considérable et d'une importance capitale, car sans connexion vasculaire, le tissu meurt. Chez l'homme, plus de 80 maladies sont liées à un dysfonctionnement du système vasculaire.
Le présent ouvrage procure à la fois une vision historique sur les découvertes importantes dans la recherche sur l'angiogenèse, une information précise sur les études actuelles et une ouverture sur les mystères qui nous restent à résoudre avant de pouvoir diriger la croissance d'un vaisseau, par exemple favoriser celle-ci vers un tissu infarci ou bien l'inhiber à proximité d'une tumeur en croissance. Cet ouvrage apporte du neuf et du concret sur le système lymphatique.
J'apporte de vifs remerciements au Pr Andreas Bikfalvi. Il m'a permis de me familiariser avec l'historique des vaisseaux sanguins et lymphatiques, la physiologie de la lymphe, les perspectives. Également merci au Pr Alexandre Pissas qui maîtrise parfaitement ce sujet. Son aide m'a été inestimable.
Les vaisseaux sanguins constituent des tubes de différents calibres conduisant le sang vers les tissus et des tissus vers le cœur. Les vaisseaux sanguins ou lymphatiques ne sont pas des conduits inertes, mais ils sont formés au cours du développement embryonnaire et sont dotés de plasticité tout au long de la vie adulte. Il existe différentes catégories de vaisseaux sanguins, d'abord les artères et les veines qui ont une structure et une fonction différentes. La

seconde subdivision de l'arbre vasculaire sanguin ou lymphatique est fonction de la taille : on distingue les gros vaisseaux et les vaisseaux de plus petite taille appelés artérioles, veinules et capillaires. Ces derniers jouent un rôle essentiel dans les échanges de nutriments et d'oxygène avec les tissus. Les capillaires se distinguent en capillaires fenestrés et non fenêtrés. Les capillaires fenestrés ont des petites ouvertures qui laissent passer des fluides et des macromolécules, surtout au niveau du rein et du poumon. Ces capillaires sont principalement constitués de cellules endothéliales qui peuvent être recouvertes d'une couche de cellules dites murales encore appelées péricytes.

Ces cellules constituantes sont en contact avec des protéines formant une membrane basale de collagène. Les plus grands vaisseaux, à partir de l'artériole, sont formés de plusieurs couches appelées : intima, media et adventice.

L'intima comporte la couche des cellules endothéliales et des composantes matricielles extracellulaires constituant le sous-endothélium. La media comporte des cellules musculaires lisses qui ont une capacité contractile. L'adventice est, quant à elle, constituée de cellules stromales et de fibres de tissu conjonctif qui y sont associées. Par stroma, on entend la partie d'un tissu qui est constituée de protéines matricielles : (collagène, fibronectine). Et les cellules appelées fibroblastes le complètent.

Les fibroblastes sont des cellules capables de produire différentes protéines matricielles. Ce système est appelé « fermé » et est propre à la circulation sanguine. Il coexiste un système « ouvert » pour la lymphe chez les vertébrés, car la celle-ci se jette dans les veines sous-clavières. Ce dernier dispositif est constitué par des vaisseaux lymphatiques qui drainent les fluides à partir des tissus et jouent un rôle prépondérant dans la défense immunitaire de l'organisme. Le plasma sanguin est filtré dans l'espace interstitiel où l'excès de liquide et de macromolécules est drainé à travers les jonctions des cellules endothéliales, lymphatiques.

Les vaisseaux lymphatiques lactés sont à l'intérieur des villosités intestinales : elles absorbent les graisses alimentaires (lipides), grâce à des fenêtres. Certains tissus comme la peau et les muqueuses, exposés aux agents et aux antigènes étrangers, sont particulièrement riches en vaisseaux lymphatiques.

Les capillaires lymphatiques sont des vaisseaux de 30 à 80 micromètres de diamètre et ils comportent une mince paroi composée d'une seule couche de cellules endothéliales lymphatiques. Les capillaires lymphatiques ne possèdent généralement pas de cellules accessoires murales, comme les péricytes. Toutefois, ils ont une membrane basale discontinue qui permet la migration des cellules du système immunitaire, comme le passage des cellules dendritiques.
Les cellules endothéliales lymphatiques ont des jonctions intercellulaires, discontinues qui permettent l'entrée du fluide lymphatique et des globules blancs, surtout les lymphocytes à l'intérieur de ces vaisseaux. Les valves lymphatiques sont un autre élément important et spécifique. Elles permettent la progression du liquide lymphatique à l'intérieur du vaisseau.
Des filaments d'ancrage fixent les cellules lymphatiques à la matrice. Ce sont des fibres de collagène. L'importance du BCG est à nouveau mise à l'honneur, comme agent anticancéreux, utilisé en clinque humaine en irrigation intravésicale dans le traitement de certains cancers vésicaux. Cet agent est intéressant pour prévenir la maladie d'Alzheimer.
L'idée que les hommes se faisaient du système vasculaire au cours de l'histoire a subi de nombreuses modifications et des révisions importantes, incessantes.

Historique du système lymphatique

L'Antiquité

Les premières descriptions de « grosses jambes » remontent à l'Antiquité et se poursuivent jusqu'à la Renaissance (1500), tant en Occident qu'en Orient. Des sculptures en terre cuite et des bas-reliefs de l'Antiquité représentent des personnages avec des membres inférieurs gonflés et recouverts de bandages. Jusqu'à cette époque, il n'existait aucune connaissance de la lymphe et des lymphatiques.
Pour l'étude de la lymphe, il est indispensable d'expliquer le lymphœdème, une des conséquences les plus fréquentes et les plus handicapantes du système lymphatique. Avant notre ère, la connaissance des lymphœdèmes a été approchée. La notion de grosses jambes était connue précocement.
Au premier siècle avant notre ère, Lucrèce Titus Lucretus Carus (98-55 avant notre ère) a décrit un état morbide sous le nom de « *elephas morbus* ». La traduction que l'on peut faire actuellement est celle de l'éléphantiasis secondaire à une filaire provenant de l'eau infestée. Lucrèce était en effet responsable des eaux du Nil. Les vaisseaux lymphatiques ont été observés (ou plutôt devinés) dès 300 avant notre ère par Hérophile et Erasistrate de l'école d'Alexandrie. Ces auteurs sans connaître les causes du lymphœdème proposaient le bandage des membres et la surélévation de ceux-ci. Mais, l'existence des vaisseaux lymphatiques a été mise en évidence réellement pour la première fois en 1622 par l'Italien Gasparo Aselli (1581-1626), professeur à l'Université de Pavie, dans des préparations d'intestin mésentérique du chien. Il a observé chez le chien après alimentation, des lactéales qui représentent en fait des petits vaisseaux et qui comportent un liquide crémeux blanchâtre correspondant à la graisse alimentaire digestive. Cependant, il a cru que le liquide lymphatique était drainé dans le foie.

Claude Galien (131-201)
Médecin de Pergame, il a décrit, d'après Taroni, l'éléphantiasis du scrotum. Galien est né en 131 de notre ère à Pergame en Asie Mineure, dans une famille de notables. Son père a été architecte et sénateur. Claude Galien a été le médecin personnel de l'empereur Marc Aurèle. Il a décrit le système circulatoire comme un système

unidirectionnel dans lequel les veines et les artères se distinguent seulement par la qualité du sang qu'elles véhiculent. Il a fondé sa théorie sur ses prédécesseurs, dont Erasistratus (304-250 ans avant notre ère) et Aesclépios (estimé à 1000 ans avant notre ère). Il a commencé des études de philosophie dans sa ville natale. Il a observé tout jeune les techniques médicales, l'anatomie de l'époque, puis il a reçu sa formation de médecin à Smyrne. Il a entrepris de nombreux voyages autour de la Méditerranée (Corinthe et Alexandrie) pendant dix ans pour élargir ses connaissances auprès des médecins les plus réputés de l'époque.

Galien a pensé que les veines véhiculaient le sang et que les artères transportaient seulement de l'air. Selon lui, les veines sont connectées au cœur droit (oreillette et ventricule droit) et les artères au cœur gauche (oreillette et ventricule gauche) qui, selon lui, contiennent de l'air. Puis, Galien a démontré que les veines et les artères contenaient du sang, mais de qualité différente.

Il pensait que le sang avait son origine dans le foie et passait du cœur droit au cœur gauche, puis dans les vaisseaux principaux pour être transporté vers les tissus. Une partie du sang, selon lui, passait aussi dans les poumons pour apporter les nutriments et une autre partie passait du cœur droit au cœur gauche au travers d'orifices situés dans le septum. L'air avait pour rôle de refroidir le sang et véhiculait le « pneuma ». Dans le cœur, il était transformé en esprit vital. Les artères véhiculaient le pneuma et les veines transportaient seulement le sang et certaines humeurs, dont les biles jaune et noire. La respiration refroidit la chaleur innée et la transforme en esprit vital. Ce pneuma est transporté vers le ventricule gauche où il refroidit la chaleur et se mélange avec le sang provenant du ventricule droit, qui aurait traversé le septum.

L'apport principal de Galien est d'avoir prouvé que les artères et les veines sont séparées les unes des autres. Ceci contribue à la formation de l'esprit vital qui est ensuite distribué dans les différents tissus. Les vapeurs nuisibles générées lors de la transformation de la chaleur sont éjectées d'une manière rétrograde vers les veines pulmonaires au cours de la systole, puis vers le poumon. Les veines pulmonaires sont une sorte de conduite de ventilation à flux réversible. À cette époque, le rôle précis de la respiration et celui de l'oxygène n'étaient pas connus.

Le pneuma, qui doit vitaliser les tissus, pourrait être assimilé en quelque sorte à l'oxygène. Il a fallu attendre Scheele, Priesley, puis Lavoisier au XVIIIe siècle pour que l'oxygène soit découvert.

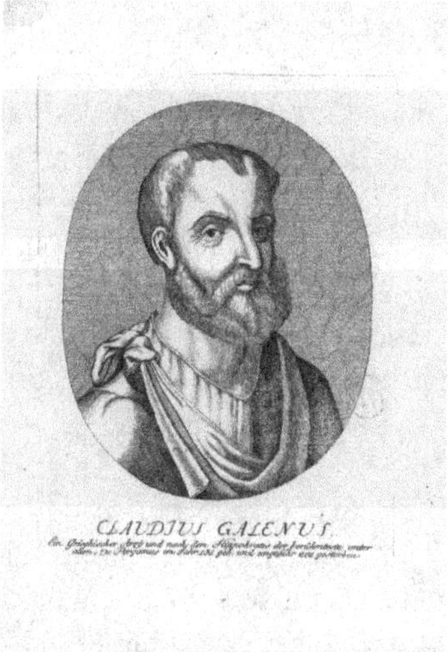

Claude Galien (© Bibliothèque de l'Académie nationale de médecine).

De retour à Pergame en 160, il devient médecin de l'école des gladiateurs, ce qui lui a permis de faire d'importants progrès en chirurgie. Vers 163, son ambition le pousse à s'installer à Rome où il se rend célèbre auprès des plus hautes personnalités en vue, surtout pour ses capacités à faire un diagnostic médical. En revanche, il semble moins doué pour le pronostic des maladies et pour son enseignement qu'il illustre de dissections, et de démonstrations anatomophysiologiques spectaculaires qui attirent de nombreux curieux. Vers 169, l'empereur romain philosophe Marc Aurèle l'engage comme médecin personnel et lui confie la santé de ses fils Commodus et Sextus. Galien passe sans doute le reste de son existence à Rome où il exerce son art auprès de la plus riche clientèle. À Rome, il ouvre un cours public dans le *temple de la Paix* où se pressent les plus hauts personnages de la Cour. C'est devant cet auditoire qu'il dissèque des animaux vivants (chèvres, singes, chiens, porcs et même un éléphant). Il réalise aussi des expériences :

- sur le système nerveux et il tente d'expliquer le contrôle des muscles par les nerfs (moteurs et sensitifs) qui partent de la moelle épinière ;
- il observe les fonctions du rein et de la vessie ;
- il identifie sept paires de nerfs crâniens ainsi que les ganglions du grand sympathique ;
- en outre, Galien donne une description des valvules du cœur et constate les différences de structure entre les artères et les veines ;
- il montre que les artères transportent le sang, ce qui est nouveau à l'époque puisqu'une croyance ancienne dit que les artères transportent de l'air ;
- il montre que le cerveau contrôle la voix : une de ses expériences consiste à passer un lien autour des nerfs récurrents. Il peut ainsi enlever ou rendre à l'animal l'usage de sa voix, en serrant ou desserrant le lien.

C'est en 165 que se situe un événement de sa vie que certains commentateurs jugent avec sévérité. Galien quitte brusquement Rome sans que les motifs en soient clairement établis. A-t-il cédé aux attaques de ses confrères ou a-t-il fait l'objet d'une défaveur de l'Empereur ? A-t-il voulu éviter de participer à la guerre qui se préparait contre les Germains ? A-t-il fui l'épidémie de peste et de typhus qui sévissait dans la capitale ? A-t-il eu un manque de courage professionnel et civique ? Claude Galien semble avoir fait preuve en l'occurrence d'une certaine faiblesse humaine. Il voyage pendant trois ans, lorsqu'en 168, Marc Aurèle le rappelle et lui demande de reprendre sa place à Rome.

Galien considère l'anatomie comme la base fondamentale de la médecine, mais ne pratiquant la dissection que sur les animaux, l'autopsie des corps humains étant interdite à l'époque, il énonce des contre-vérités qui ne seront rétablies qu'à la Renaissance. Il se trompe sur les rôles respectifs du foie et du cœur, faisant du premier le centre de la circulation sanguine. Il croit à une communication interventriculaire dans le cœur et que l'utérus humain est bifide. Il évoque aussi le doublement des voies biliaires. En revanche, son mépris pour la chirurgie contribue à reléguer cette dernière au rang d'art mineur jusqu'aux travaux d'Ambroise Paré au XVIe siècle. En médecine, il admet que les principales causes des maladies sont la

pléthore ou l'excès des humeurs, et la cacochymie (d'une constitution débile), ou altération des humeurs. La première se combat par la saignée, la seconde par les purgatifs.
Il prépare la thériaque, le célèbre antidote utilisé par Mitridate. La formule de Galien comporte 70 ingrédients dont le principal est la chair de vipère ainsi que les opiacés, ce qui en fait le médicament capable de guérir ou d'atténuer les effets des intoxications, et des morsures venimeuses.
Organiciste, il écrit *« les lésions des fonctions viennent des parties malades qui les produisent, les maladies des parties organiques qui lèsent les fonctions »*. À partir de là, son diagnostic repose sur l'étude des symptômes. Contrairement à Hippocrate, sa thérapeutique repose sur l'emploi des contraires. Les plantes médicinales tenant dans l'arsenal thérapeutique une place de choix, cette partie de la pharmacopée garde encore le nom de *« pharmacie galénique »*.
C'est à l'époque de Galien que commencent à Rome les débuts de la santé publique systématisée : fontaines pour la distribution d'eau potable, mise en place d'égouts et de latrines publiques, construction de thermes publics et de valetudinarium qui sont des établissements de soins, à l'usage des vétérans et des infirmes. Galien prolonge les notions hippocratiques.
Il reprend la théorie des humeurs d'Hippocrate qui repose sur les quatre éléments (eau, air, terre, feu) qui, combinés aux quatre qualités physiques (chaud, froid, humide, sec), influent sur les quatre humeurs (le sang, la bile, la pituite et l'atrabile). Il s'y ajoute les quatre tempéraments qui classent les hommes en sanguins (chaleureux et aimables), flegmatiques (lents et apathiques), mélancoliques (tristes et déprimés) et colériques (emportés et prompts à réagir). Galien a été également admiré par ses contemporains pour les idées qu'il a développées en philosophie et sur le lymphœdème.
Dans son traité *De l'utilisation des parties du corps humain*, il suit l'approche d'Aristote selon laquelle il n'y a rien dans la nature qui soit inutile. Selon Galien, l'essence d'une force vitale appelée *« pneuma »* se manifeste sous trois formes principales : le pneuma physique, le pneuma psychique, le pneuma zotique. La principale contribution de Galien à la philosophie a été de mettre en forme le concept selon lequel les objectifs de Dieu sont explicables par l'observation de la nature. La conviction de Galien de l'existence d'un dieu unique, créateur du corps humain, largement répandu dans

le milieu impérial tardif incite l'Église à adopter cette doctrine qui se rapproche le plus des aspirations de ses dignitaires et fait admettre son autorité par l'Église. Ainsi et pendant longtemps, s'opposer à Galien signifie s'opposer à l'Église, ce qui explique sans doute son influence quasi constante auprès du corps médical jusqu'au XVIe siècle.

Sur le plan médical, l'œuvre de Galien se résume en une tentative brillante, mais sans lendemain : il se pose lui-même comme le successeur et le continuateur d'Hippocrate. Il commente aussi avec pertinence les théories qui l'ont précédé.

Mais, convaincu de son infaillibilité, dépourvu de modestie, Galien fait état de sa propre valeur avec complaisance et parfois exagération. On doit à Galien la description du lymphœdème scrotal. N'étant pas chirurgien il n'a pas tenté d'opérer. Concernant le lymphœdème et ne connaissant pas la lymphe, il traite les membres atteints de lymphœdèmes par des bandages. Il propose une contention pour le scrotum. La description du lymphœdème et de ce gonflement est universelle, attaquant la peau, les veines et les chairs. Jusqu'au XVIIe siècle, par méconnaissance du système lymphatique, le traitement du lymphœdème a comporté compression et bandage, et surélévation des membres.

Claude Galien a produit environ 500 textes sur la médecine, la philosophie et l'éthique dont la plus grande partie a été détruite en 192 lors de l'incendie du Temple de la Paix. Quatre-vingt-trois ouvrages restent considérés comme authentiques, de nombreux autres sont d'origine douteuse. Ses ouvrages médicaux ont été traduits au IXe siècle par des intellectuels arabes et ils ont été appréciés par les humanistes de la Renaissance.

L'ère musulmane (an 622 de notre ère)

Ce sont les premiers siècles de l'hégire (début de l'ère musulmane : 622 de notre ère) pour le monde musulman. Les conquérants arabes se trouvent en présence de communautés appartenant surtout au christianisme oriental en Égypte, en Palestine, en Syrie et en Mésopotamie. Ces communautés ont déjà produit des traductions d'œuvres, du grec au syriaque. Ce travail se poursuit jusqu'au XIIIe siècle.
De 750 à 850, période des califes abbassides, la science arabo-musulmane est en plein essor. Les traducteurs des califes utilisent d'abord des versions syriaques, puis les textes grecs, pour traduire ces textes en arabe. Le philosophe al-Fârâbî (mort en 950), le second maître, en référence au premier maître, Aristote, tient une place prépondérante dans cette dynastie.
Dans le monde iranien, alors sous domination arabe, la culture arabe se confond avec la culture persane. Les textes et traditions des dogmes islamiques se fixent à cette époque : le sunnisme en 935, le chiisme duodécimain en 991, l'ismaélisme, branche du chiisme en langue arabe et en langue persane. À la même époque, à la périphérie du monde iranien, les Turcs, en provenance de Mongolie, entrent en contact avec l'Islam et s'islamisent eux aussi, constituant des dynasties d'origine turque, comme les Seldjoukides. Le traitement du lymphœdème se résume alors à des bandages et à une surélévation des membres.

IXe siècle - Rhazès (Abu Bakr Mohammad Ibn Zakariya al-Razi (865-925))
En 960, selon les médecins arabes, le médecin perse de Bagdad, Rhazès relate son expérience dans des ouvrages traduits en latin par Gérard de Crémone au XIIIe siècle qui s'intitule *Recueil des traités de médecine.* Il évoque un tableau clinique qui décrit un gonflement des jambes. La déformation donne à la silhouette du membre inférieur la forme d'une patte d'éléphant. L'expression « *dal-fil* » signifie pied d'éléphant en arabe. Elle est associée à cette difformité. Cette pathologie a pris le nom d'éléphantiasis. La dénomination « éléphantiasis des Arabes » est restée dans les traductions occidentales des textes médicaux arabo-musulmans.

L'éléphantiasis a été confondu et amalgamé à d'autres pathologies. Le terme d'éléphantiasis désigne des affections variées, distinguées les unes des autres en ajoutant au mot éléphantiasis un autre terme comme éléphantiasis des Arabes, éléphantiasis de Cayenne, éléphantiasis des Grecs, éléphantiasis des Indes, éléphantiasis de Java. Il faut insister sur la filariose, maladie liée à la filaire. Ce sont des parasites de l'ordre des nématodes transmis par des taons et produisant des œdèmes, ou véhiculés par l'eau. Ce sont des parasites des vaisseaux sanguins et lymphatiques provoquant la filariose.

Le lymphœdème comme on l'entend représente la forme clinique et donc macroscopique de l'insuffisance du système lymphatique. Le gonflement d'une partie du corps est lié au défaut de drainage des molécules de haut poids moléculaire non résorbées dont la stagnation dans le système interstitiel retient en excès les molécules d'eau hors du système capillaire sanguin. La chronicité de l'insuffisance lymphatique est responsable de l'apparition de fibrose et de transformation adipeuse. À ce stade, l'insuffisance infraclinique existe, elle sera diagnostiquée à notre époque par la Lympho-IRM. Les vaisseaux lymphatiques ont été visualisés et décrits à cette époque dans les espèces animales : les poissons, les reptiles, les batraciens, les oiseaux, puis les mammifères, mais nous ne possédons pas de réelles descriptions de ces pathologies. Chez l'homme, le lymphœdème des membres et du scrotum a été soigneusement décrit. Son rôle a été découvert avec l'étude du système lymphatique. La mission de celui-ci a précédé la description de ce système.

Les études du lymphœdème datent du XVIIe siècle. Les pathologies lymphatiques intéressent les médecins dès le début du XVIIIe siècle. L'éléphantiasis a été confondu et amalgamé avec « l'éléphantiasis des Grecs » (affection en rapport avec la lèpre).

Rhazès utilise déjà un traitement à base de compression et de bandage des membres et de surélévation. Il dit que « *la maladie est incurable après une longue durée* ». Mais, si elle est prise dès son commencement et traitée comme elle doit l'être, on peut la guérir ou l'empêcher de faire des progrès ultérieurs. C'est pourquoi, sitôt que les jambes enflent, se couvrent d'une rougeur foncée, il convient d'entourer le membre d'un bandage depuis le talon jusqu'au genou. Sur le plan fonctionnel, dès cette période de la fin du premier millénaire, le médecin précisait « *au niveau des extrémités inférieures, cette grosseur énorme et prodigieuse, qui ne change pas la couleur de la peau, à moins qu'il y ait complication de varices, et qui ne gêne pas la marche, puisqu'il est permis à ceux qui en sont affectés d'aller et venir, avec la seule précaution d'avoir la jambe entourée d'un bandage serré* ».

Rhazès est né en 865, dans la ville de Ray, ville d'Iran à 15 km à l'ouest de Téhéran. C'est là qu'il est mort vers 925. Il aurait été d'abord musicien, probablement joueur de oud d'une grande virtuosité avant de se tourner vers l'alchimie, la philosophie, les mathématiques et l'astronomie. Il aurait découvert la médecine plus tard. Il aurait souffert d'une maladie des yeux provoquée par les émanations résultant de ses expériences d'alchimie qui lui aurait fait abandonner ce domaine pour s'intéresser à la médecine, mais, selon lui-même, sa vue aurait été affectée par des lectures prolongées. Vers trente ans, il entame une formation de médecin à Ray. C'est un savant pluridisciplinaire iranien qui a apporté d'importantes contributions à la médecine, à l'alchimie et à la philosophie. Alchimiste devenu médecin, il aurait isolé l'acide sulfurique et l'éthanol dont il est un des premiers à prôner l'utilisation médicale. S'agissant de la pratique médicale, il a vigoureusement défendu la démarche scientifique dans le diagnostic et la thérapeutique, et a largement influencé la conception de l'organisation hospitalière en lien avec la formation des futurs médecins. Il a fait l'objet de nombreuses critiques pour son opposition à l'aristotélisme et sa libre-pensée vis-à-vis de la religion musulmane. Son nom est commémoré avec l'Institut Razi près de Téhéran. Rhazès différencie cette affection, le lymphœdème, d'une maladie veineuse, mais il ne peut pas la rapprocher du système lymphatique qui n'a pas été encore découvert.

XIe siècle - Avicenne (980-1037)

Avicenne, c'est le nom de Ibn Sina. C'est un philosophe et un médecin. La vie d'Avicenne est connue grâce à son autobiographie. Il naît le 7 août 980 dans un petit village situé près de l'Ouzbékistan. Son père y est collecteur d'impôts du village au service du souverain samanide. Sa mère est d'origine tadjike. Durant sa petite enfance, Avicenne étudie l'arithmétique chez un marchand herboriste expert en calcul indien. Ayant une bonne mémoire, le jeune garçon finit par surpasser son maître en calcul et en mathématique. Sous la conduite de son maître Abbu Ennatili, il s'initie au Coran, aux auteurs arabes et à la philosophie en commençant par un petit traité pédagogique

de vulgarisation de la philosophie d'Aristote. À l'âge de dix ans, il maîtrise le Coran, l'arithmétique, la géométrie d'Euclide et des bases de philosophie comme la logique. Il se lance tout seul dans des études difficiles comme *l'Almageste* de Ptolémée.
Les disciples d'Avicenne l'appelaient *cheikh el-raïs*, c'est-à-dire le prince des savants, le plus grand des médecins, le Maître par excellence, ou encore le troisième Maître (après Aristote et Al-Fârâbî).

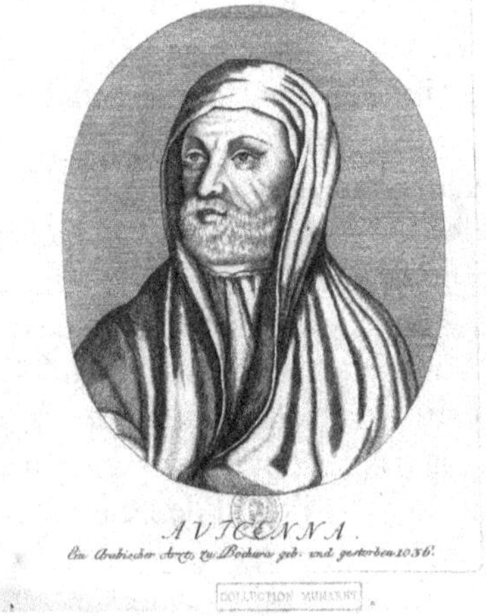

Avicenne,
© Bibliothèque Académie nationale de Médecine.

Avicenne est l'auteur du *Canon de la médecine* qui est de philosophie islamique. Une de ses deux encyclopédies scientifiques est *Le livre de la guérison (de l'âme)*. Ses livres ont été traduits en de nombreuses langues, dont certaines occidentales. Dans son Qanûn, il opère une vaste synthèse médico-philosophique avec la logique d'Aristote combinée avec le néo-platonisme, élevant la dignité de la médecine comme discipline intellectuelle compatible avec le monothéisme. Son influence sera prédominante dans l'Occident médiéval latin jusqu'au XVIe siècle. Son œuvre médicale n'a plus qu'un intérêt historique, son œuvre philosophique se situe au carrefour de la pensée orientale et de la pensée occidentale. Elle reste encore vivante au début du XXIe siècle dans le cadre de l'Islam. Elle

continue d'être étudiée en Occident du point de vue de la philosophie, de l'épistémologie et des sciences cognitives.
Avicenne décrit l'éléphantiasis du membre inférieur et le met en relation avec l'évolution d'une insuffisance circulatoire. Cette théorie d'insuffisance circulatoire s'oppose à la notion tumorale de Galien ; elle se rapproche de la véritable étiologie que l'on connaît actuellement. Avicenne traite le lymphœdème (mot inconnu à l'époque) par compression et par bandage, et par surélévation des membres. Ainsi, pour le traitement du lymphœdème et en l'absence de cause, le traitement ne comporte pas de modification ou d'amélioration depuis l'Antiquité.

XIIIe siècle – Ibn Nafis (1210 (1213) -1288)
La médecine arabe a développé l'idée du système circulatoire. Ibn Nafis la mentionne dans *Sharah al Tashreeh al Qanoon*, dans ses commentaires sur l'anatomie notamment. Il affirme que le sang passe du cœur droit au cœur gauche au travers de la circulation pulmonaire et non directement au travers des pores situés au niveau des septums cardiaques.
Concernant le lymphœdème, sont recommandés une compression, un bandage et une surélévation des membres. Il n'y a aucun progrès. La lymphe est inconnue. Notre médecin a démontré la circulation pulmonaire (petite circulation) très certainement par dissection. Médecin-chef au Caire, il laisse sa fortune à l'hôpital Al Nafis. Il est possible que ses idées soient passées dans les milieux médicaux vénitiens directement ou bien par le biais de traducteurs comme Servet dans le monde occidental.
Michel Servet (1511-1553) est un médecin théologien espagnol naturalisé français en 1548. Il est un des premiers à décrire la petite circulation sanguine, dite circulation pulmonaire.

La Renaissance

XVe siècle

. LEONARDO DA VINCI (1452-1519)
Cet auteur a eu un intérêt tout particulier pour l'étude du cœur et des vaisseaux sanguins. Il a pratiqué la dissection anatomique. Sur un de ses dessins, on voit très bien le concept galénique qui prévaut à l'époque, avec le foie, le cœur et le cerveau qui hébergent les trois esprits (esprit naturel : le foie ; esprit vital : le cœur ; esprit animal : le cerveau). En dehors des descriptions anatomiques classiques, da Vinci a effectué des dissections comparatives. Lors de l'une d'entre elles, il a comparé les vaisseaux sanguins d'un homme âgé à ceux d'un enfant. Voici ce qu'il écrit : « *les artères et les veines chez le sujet âgé, qui s'étendent entre la rate et le foie, ont une couche si épaisse, ce qui limite le passage du sang venant des vaisseaux mésentériques. Par ailleurs, les vaisseaux, en dehors de l'épaisseur de leur paroi, grandissent en longueur et prennent une forme tortueuse comme un serpent. Quelque temps avant sa mort, ce vieil homme m'avait dit qu'il avait vécu 100 ans et j'ai fait la dissection anatomique pour trouver la cause de cette mort douce. L'autre dissection était celle d'un enfant de 2 ans où j'ai trouvé tout à l'opposé* ».
Ainsi, da Vinci décrit pour la première fois l'athérome qui peut conduire à une perturbation du flux sanguin aboutissant à l'obstruction des vaisseaux par thrombose. Son sujet âgé a vécu jusqu'à 100 ans.
Da Vinci a fait également des études sur l'hémodynamique, notamment au niveau des valves aortiques. Ces études sont restées d'actualité. L'illustration a été faite pour et avec un anatomiste mort de la peste. L'étude de ses textes et dessins reste incomplète. Il est probable qu'il a présenté, sinon démontré les deux circulations sanguines. Da Vinci a été le premier à étudier les petites valves cardiaques (valves mitrales et tricuspides). Il a identifié leur rôle dans la régulation du flux sanguin. Il a réalisé une étude détaillée, hémodynamique. Il a corrélé avec exactitude la formation de tourbillons dans la propulsion du sang à travers les valves et celle du

mouvement des valves aortiques. Il a établi le rôle du sinus de Valsalva dans la fermeture de la valve aortique.
La médecine galénique maintenait que le sang passait du cœur droit vers le cœur gauche à travers de petits orifices situés au niveau de la paroi cardiaque. Pour les membres gonflés, la cause était ignorée. À cette époque, la physiologie de la lymphe était encore inconnue. En effet la technologie était alors insuffisante et le microscope n'avait pas encore été inventé. Da Vinci a étudié le lymphœdème et a proposé la compression et le bandage des membres. Da Vinci n'a pas précisé la structure des vaisseaux sanguins.

XVIe siècle

. MICHEL SERVET (1511-1555)
Il a été condamné à mort pour hérésie par le Conseil des Deux-Cents de Genève, à l'instigation de Jean Calvin qu'il a attaqué, et a été brûlé vif le 27 octobre 1553. Il avait formulé l'idée de la circulation pulmonaire. C'était nouveau.
Dans son livre *Christianismi Resstitio*, il écrit : « *Dans cette affaire, il faut d'abord comprendre la génération substantielle de l'esprit vital qui est composé d'un sang très subtilement nourri par de l'air inspiré. L'esprit vital a son origine dans le ventricule gauche du cœur et les poumons aident grandement dans sa génération. C'est un esprit rare, élaboré par la force de la chaleur, d'une couleur jaune-rougeâtre (Flavo) et d'une puissance de feu, de sorte qu'il est une sorte de vapeur dérivée du sang très pur, contenant en lui-même l'eau, l'air et le feu. Il est généré dans les poumons d'un mélange d'air inspiré élaboré et de sang que le ventricule droit du cœur communique au ventricule gauche. Toutefois, cette communication est faite non à travers des parois du cœur comme on le croit communément, mais par un arrangement très ingénieux, de sorte que le sang s'achemine par un long parcours à travers les poumons (vers le cœur gauche) ; il est modifié par les poumons, devient rouge-jaune et est transféré de cette manière de l'artère pulmonaire aux veines pulmonaires. Ensuite, dans la veine pulmonaire, il est mélangé avec l'air inspiré, et grâce à l'expiration va être nettoyé (de ses vapeurs). Enfin, la totalité du mélange, convenablement préparé pour la production de l'esprit vital, est tirée en avant par la diastole du ventricule gauche du cœur* ». Et il poursuit : « *que la*

communication et l'élaboration sont réalisées de cette façon par les poumons nous indique la présence de différentes jonctions et communications entre l'artère pulmonaire et la veine pulmonaire dans les poumons. La taille notable de l'artère pulmonaire le confirme ; autrement dit, elle n'a pas été faite de telle sorte ou d'une telle taille, ni propulserait-elle le sang avec une si grande force si ce sang est seulement destiné à nourrir le poumon. Son apport essentiel est la description générale de la circulation sanguine et d'apporter la preuve expérimentale. Donc, le sang est versé du cœur dans les poumons au moment même de la naissance, et ceci, si copieusement, que c'est sûrement dans un autre but. De même, pas seulement l'air, mais l'air mélangé avec du sang, est envoyé à partir des poumons vers le cœur par la veine pulmonaire ; par conséquent, le mélange se produit dans les poumons. Cette couleur rougeâtre-jaune est donnée au sang par les poumons : il ne vient pas du cœur ».
Michel Servet anticipe cette substance qui donne la couleur au sang : c'est l'oxygène (O2). Peut-être connaissait-il Ibn Nafis avec le lien de Vésale à Paris ? Servet écrit cela dans un livre de théologie dans lequel il discute la personne de Jésus et le sens de la trinité dans la religion chrétienne !
Concernant la lymphe, il n'existe alors aucune connaissance à ce propos et les grosses jambes sont traitées par compression, bandage et surélévation.

. MATTEO REALDO COLUMBUS (1516-1559)
Columbus est l'étudiant d'Andréas Vesalius, puis il devient professeur d'anatomie et de chirurgie à l'Université de Padoue, puis à celle de Pise. Il devient dans la deuxième partie de sa vie le médecin personnel du pape Paul III. Dans son fameux livre *De Re Anatomica*, Columbus corrige certaines erreurs de Vesalius publiées dans *Fabrica*. Il affirme aussi que le sang ne passe pas directement du cœur droit au cœur gauche par l'intermédiaire de pores localisés dans la paroi ventriculaire, mais à travers les poumons. Il justifie sa présence à Rome auprès du Pape par le fait qu'il y a beaucoup de corps à disséquer.
Ceci lui est nécessaire afin de contredire les anciens et les modernes. Colombus n'est pas d'un naturel modeste. Il a décrit le système cardiovasculaire et aussi l'anatomie des parties génitales féminines,

comme la découverte du clitoris. Ainsi y a-t-il un débat sur l'antériorité de la découverte de la circulation pulmonaire entre Servetus, Colombus et Ibn Nafis. Il semblerait que Servetus ait été un copieur. Chéreau affirme : « *Servet n'en est que le copiste, souvent infidèle, parfois maladroit, toujours mystique* ». Le manuscrit de Servet circule déjà en 1547, bien avant la publication de *Re Anatomica,* ce qui indiquerait l'antériorité de Servet. Concernant la lymphe et le lymphœdème, aucun progrès n'est réalisé : toujours bandage et compression des membres.

. ANDREA CESALPINUS (1519-1603)

Andrea Cesalpinus a été professeur de médecine de Pise. Il a confirmé l'existence de la circulation pulmonaire. Certains auteurs affirment que Cesalpinus serait le découvreur de la circulation sanguine, car il aurait affirmé le retour veineux vers le cœur. Cesalpinus pense qu'une partie du sang veineux est acheminé du foie vers le cœur et est redistribué dans les divers tissus par les artères. Une partie du sang veineux est directement acheminée à la périphérie pour alimenter les organes et les tissus.

Le centre de la circulation est ainsi déplacé vers le cœur. Il suggère aussi qu'il peut y avoir un passage de sang veineux vers les artères, mais cela demeure exceptionnel.

. FABRICIUS D'AQUAPENDENTE (1537-1619) était professeur d'anatomie à Pavie. Il est bien connu par les historiens pour avoir décrit pour la première fois les valves veineuses en 1579. Déjà, en 1545, Charles Estienne fait mention de valves veineuses lorsqu'il décrit des membranes « *apophyses membranarum* » dans les veines du foie.

De même, Lusitanus et Canano ont démontré leur existence au cours de dissections publiques. Van Ferrara en Italie et Jacques Sylvius ont décrit les valves au niveau des veines des membres en 1555. Leur découverte n'a pas été retenue par la communauté scientifique à cette époque, car Vesalius, qui était alors l'anatomiste le plus réputé, n'a pas pu trouver ces valves dans les veines. Cette découverte a donc été attribuée à Fabricius.

Mais, le rôle donné aux valves est l'inverse de ce que nous enseignons aujourd'hui. Fabricius et les autres anatomistes ont affirmé que les valves ont comme rôle de ralentir le flux centrifuge du sang du cœur vers les organes et le tissu périphérique. Les valves sont considérées comme un garde-fou régulant le mouvement excessif du sang distribué à la périphérie.

. CESARE CREMONINI a affirmé que le sang artériel véhicule l'esprit vital et la chaleur, et qu'il sert à alimenter les organes.
Cremonini était professeur à Pavie, il était philosophe aristotélicien (Aristote). Il était athéiste et a été persécuté par l'Inquisition qui n'a pu exécuter les basses œuvres, car Pavie était sous juridiction vénitienne. Ce sont des modifications mineures de la théorie galénique qui ont persisté jusqu'à 1600. Pour la lymphe, aucun progrès n'est réalisé. Le lymphœdème est toujours traité par compression et bandage, et surélévation des membres.
En 1573, en Italie, Omnibonni de Ferrare décrit plusieurs difformités du corps, liées à une perte de poids importante, secondaire soit à une famine, soit à une exagération du gonflement du tissu sous-cutané. Et il cite l'éléphantiasis, mais il ne propose pas de traitement nouveau.

XVIIe siècle

par le Pr Michel A. Germain & le Dr Xavier Riaud.

William Harvey (1578-1657)

Celui-ci apporte un bouleversement total dans la connaissance du système circulatoire. La mise en évidence des connexions des systèmes artériels et veineux par des capillaires est son apport essentiel. Même l'apprentissage de la petite circulation n'a pas modifié la vision galénique. Cette conception dure jusqu'aux XVI-XVIIe siècles et il faut attendre William Harvey (1578-1657) pour repenser le rôle du cœur, du sang, des vaisseaux et établir le concept du système circulatoire. Il était le médecin du roi Charles Ier. Il s'est basé sur l'expérimentation et non sur la lecture, et le commentaire des traités des anciens. L'anesthésie est encore inconnue à l'époque. Harvey, quant à lui, pratique la vivisection. Le « Zeitgeist » ou la « mentalité » est très différente au XVIIe siècle. L'animal est considéré comme dépourvu d'âme et de conscience, donc beaucoup moins sensible à la douleur que l'homme. Harvey publie son traité intitulé *Exercitato Anatomica de Motu Cordis et Sanguinis in Animalibus.* Ce livre est dédié au roi Charles Ier qui d'ailleurs a été décapité pendant la révolution de Cromwell.

William Harvey démontre que le système vasculaire est circulatoire, les artères amenant le sang vers les tissus et les veines transportant le sang de retour des tissus. Ainsi, dès 1616, William Harvey enseigne lors des cours « *Lumley and Caldwell* » du Collège de médecine. Au College of Physicians, il présente trois cours entre les 16 et 18 avril 1616. Lors de sa deuxième intervention, il affirme : « *William Harvey a montré que le sang était continuellement propagé à travers des poumons vers l'aorte* ». Il ajoute ensuite : « *Il démontre en utilisant des ligatures que le sang passe des artères aux veines et montre de ce fait que le mouvement du sang est circulaire et les battements du cœur sont à l'origine de ce phénomène* ». Il réalise ses expériences sur différentes espèces d'animaux. En ligaturant les veines en dessous du cœur à deux chambres d'un poisson, Harvey constate que l'espace entre la ligature et le cœur devient vite vide, indiquant ainsi que le sang retourne au cœur. Harvey observe que, lorsqu'il saisit la veine cave d'un serpent vivant entre le pouce et l'index, la partie de la veine cave se situant entre les doigts et le cœur se vide de son sang. La taille et la couleur reviennent à la normale après avoir levé l'obstacle. Au contraire, si l'aorte est comprimée, le cœur gonfle et prend une couleur pourpre ou même livide profonde. Ces modifications sont réversibles lorsque l'obstacle est levé. Si l'aorte d'un chien ou d'un mouton est ligaturée à la base du cœur et la carotide, ou toute autre artère, est ouverte, l'artère est retrouvée vide et avec les veines remplies. Ceci confirme donc l'idée que les artères reçoivent du sang des veines uniquement à travers le cœur. Son expérience fait date, il ligature les veines du bras ce qui conduit à l'interruption des flux. L'expérience met en évidence le retour du flux veineux.

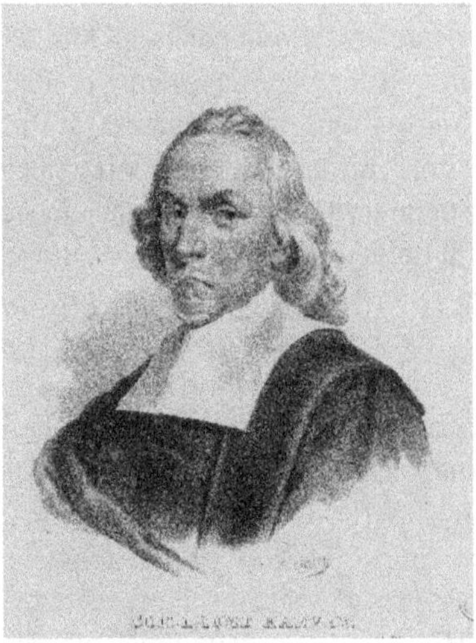

William Harvey,
© Bibliothèque Académie nationale de Médecine.

William Harvey est un visionnaire et prononce, dans sa réponse à Jean Riolan qui critique alors la théorie de la circulation sanguine, les phrases suivantes : « *L'étude des choses qui sont normales constitue la physiologie et celle-ci est la première chose que les médecins doivent apprendre. Ce qui est normal sert de critère pour lui-même et pour ce qui est anormal. Par la reconnaissance de ce qui dévie de cela (de la normalité) et de ses comportements contre-naturels, la pathologie devient plus évidente, et de la pathologie, la pratique et l'art de la thérapeutique et l'opportunité de découvrir de multiples remèdes* ». Ceci est clairement le fondement de la médecine moderne dans laquelle l'homme est regardé dans son intégralité. Seule la comparaison avec l'état normal permet de comprendre la pathologie et d'identifier des cibles thérapeutiques pour lesquelles des traitements efficaces peuvent être mis au point.

Cet aperçu historique montre que la découverte de la circulation sanguine est attribuable à ces prédécesseurs et surtout à Ibn Nafis. William Harvey se distingue de ses prédécesseurs par trois faits : il a basé ses conclusions sur l'observation et l'expérimentation animale ; ses travaux ont une portée générale ; cela concerne la petite circulation pulmonaire et la grande circulation. Il est important de noter que ni Ibn Nafis, ni Servet, ni Colombus n'ont été séparés de la doctrine galénique. Ils n'ont pas non plus affirmé que la circulation est un fait anatomique et physiologique général, et que les veines ne distribuent pas le sang aux tissus périphériques, mais assurent le retour du sang vers le cœur. Par contre, ils affirment que seule une fraction du sang est déroutée vers la circulation pulmonaire pour être acheminée vers le ventricule gauche. La plus grande partie du sang est distribuée par la veine cave à la périphérie. Le poumon est seulement une voie de passage alternatif qui permet le passage du sang du cœur droit vers le cœur gauche. Les travaux de Harvey ont une portée générale pour le vivant et ne se limitent pas seulement à l'homme, étant donné qu'il a tiré ses conclusions après l'étude d'un grand nombre d'espèces animales, vertébrés et invertébrés.

Ceci ne concerne cependant que les vertébrés. Chez eux, un système circulatoire fermé existe dans toutes les espèces. Les travaux de William Harvey ont donc établi le paradigme du système circulatoire. Ceci est un saut conceptuel majeur dans la perception du fonctionnement du vivant. La théorie cellulaire formulée par Scheuiden et Schwann est également précédée par des observations antérieures. Ainsi, pour toute découverte scientifique, les concepts de portées générales sont souvent précédés par des observations qui illustrent un aspect limité.

Ces observations ne formulent pas un paradigme, car cela doit ouvrir un nouveau cadre conceptuel pour les recherches futures.

Comment se fait ce passage entre les artères et les veines dans les tissus ? William Harvey a cuit des organes comme le foie, la rate,

les poumons et les reins. Il a alors disséqué les tissus jusqu'à voir ce qu'il a appelé « *capillamenta* » ou des filaments capillaires.
En fait, ce sont des petites artères ou des petites veines, car les vrais capillaires sont invisibles à l'œil nu. Son idée est qu'artères et veines sont reliées par des anastomoses.
Malpighi (1628-1694), grâce au microscope, visualise ces structures qui sont des capillaires. Pour les lymphatiques, le traitement du lymphœdème comporte toujours le bandage et la compression.

Malpighi Marcello (1628-1694)
Malpighi est originaire de Bologne. Il associe l'activité clinique à celle de la recherche. Il écrit des lettres à Borelli qui sont publiées. Elles sont réimprimées en 1661 à Leyde, aux Pays-Bas. Son œuvre met en évidence les connexions des systèmes artériel et veineux par des capillaires. En 1663, déjà, Malpighi écrit : « *Par ce moyen, j'ai pu clairement voir que le sang s'écoule à travers des vaisseaux tortueux et que le sang n'est pas déversé dans des espaces tissulaires, mais toujours poussé à travers des tubules et distribué au niveau des multiples branches* ». Ces lettres sont publiées par Thomas Bartholin dans un recueil intitulé *De pulmonorum substancia et motu diatribae.* Malpighi examine ses patients durant toute sa vie. Son activité, son caractère ont engendré beaucoup d'hostilité. En 1684, sa maison à Bologne est incendiée. Ses microscopes et ses manuscrits sont détruits. Heureusement Malpighi n'est pas présent.
Sbaralea est professeur d'anatomie à l'Université de Bologne. Il a des opinions personnelles et intellectuelles qui lui font affirmer que l'observation anatomique des plantes, des animaux, de l'homme n'apporte rien à l'évolution de la médecine. Il a publié *De recentiorum Medicorum Fluidiis*, un ouvrage imprimé à Göttingen.
C'est Antoni van Leeuwenhoek (1632-1723) qui a fabriqué un microscope fait de simples lentilles disposées dans un tube métallique.
Malpighi étudie la vascularisation de différentes espèces d'animaux. Il affirme : « *Si le passage du sang des artères vers les veines du têtard est maintenant clairement démontré, qu'il n'a pas lieu dans d'autres structures que dans les vaisseaux, nous pouvons en déduire que cela est également vrai aussi pour le corps humain et d'autres animaux* ».

L'anatomiste hollandais Frederik Ruysch utilise des injections de cire. Il existe des vaisseaux sanguins dans tous les tissus de l'organisme. Il décrit les *vasa vasorum* : ce sont les vaisseaux vascularisant la paroi des vaisseaux. En 1696, Ruysch affirme que les tissus sont un ensemble de réseaux vasculaires. Il pense que la différence de fonction des tissus entraîne des différences de structures des réseaux vasculaires. Cet avis est erroné, car la fonction d'un tissu est liée aux différentes cellules fonctionnelles.

Il décrit pour la première fois les valves lymphatiques. Il possède une collection de spécimens anatomiques. Cette collection est vendue à Frédéric le Grand pour 30 000 florins en or.

En 1835, J. W. Earle décrit les capillaires : « *Ce sont des canaux sans membrane* », « *comme des ruisseaux sur la terre humide* » « *like brooks in the moist earth* ».

Wedemeyer observe quant à lui : « *À la longue, les artères se terminent progressivement dans des canaux sans membrane, ces canaux étant formés de la substance des tissus. Le sang dans les capillaires les plus fins ne coule plus dans de vrais vaisseaux dont les parois sont formées par une substance membraneuse, qui se distingue du tissu adjacent par sa texture et sa compacité, mais dans des canaux simples, dont les parois sont formées par des cellules environnementales* ».

En 1820, Ignaz Döllinger (1770-1841) est professeur d'anatomie et d'embryologie à Würzburg. Il affirme : « *Le sang, comme l'écoulement de l'eau dans un champ, n'est pas enfermé dans un tube* ».

En 1831, Marshall Hall décrit les capillaires dans plusieurs organes. Il constate que leur diamètre est constant. Il conclut de son côté : « *Les capillaires sont de simples canaux* ».

Johannes Müller explique de son côté dans son ouvrage intitulé *Éléments de physiologie*, « *que la paroi vasculaire n'avait pas de membrane propre* ».

En 1839 et 1847, Théodore Schwann précise l'origine embryologique des structures lymphatiques et décrit l'endothélium. Gasparo Aselli est le premier à décrire la vascularisation lymphatique au XIXe siècle.

Zimmermann, en 1886, invente le nom de péricytes : ce sont des structures contractiles au niveau des vaisseaux capillaires, disposées d'une manière longitudinale. Il en existe trois types (précapillaires, capillaires et postcapillaires). La contraction des péricytes contrôle la perméabilité vasculaire. Ces découvertes s'étalent sur une période de 2000 ans et Harvey constitue la charnière de l'évolution par l'introduction de la méthode expérimentale. Ce n'est qu'au XVIIe siècle, avec la découverte du système lymphatique, qu'un lien s'établit entre des jambes augmentées de diamètre et ce système. Les premières descriptions précises sont celles des lymphœdèmes secondaires avec lymphangites infectieuses. Un dysfonctionnement lymphatique survient dans l'organisme et les lymphœdèmes apparaissent. Actuellement, ces infections sont rares en raison de l'antibiothérapie prophylactique. Il existe deux types de lymphœdèmes : les primitifs, congénitaux et les secondaires après chirurgie carcinologique. Ces derniers s'observent surtout en Occident et surviennent avec les séquelles des traitements anticancéreux (seins, hystérectomies, prostatectomies, affections génito-urinaires, maladie de Hodgkin traitée).

Le lymphœdème scrotal (1603)
En 1603, à la Renaissance et en Europe, le médecin de l'ambassadeur de Venise en Égypte, Prosper Alpin, dans *De Medicina Egyptiorum* (Venise) décrit le lymphœdème scrotal.
Le Pr Foldi décrit aussi une localisation particulière du lymphœdème avec le scrotum volumineux des Égyptiens.
En 1603, l'anatomiste italien Fabrice d'Acquapendente à qui on doit la découverte des valvules des vaisseaux lymphatiques décrit aussi le lymphœdème scrotal et il le nomme hernie charnue.
Resilius, un autre auteur, le montre sous le terme de hernie gélatineuse et Richerand (1779-1840) l'appelle tumeur lymphatique des bourses. Sylvius (1614-1672) comprend le circuit de la lymphe. Swammerdam, en 1664, visualise au microscope les valvules. Au début du XVIIe siècle, Gaspard Aselli découvre ces pathologies en 1621 et décrit l'éléphantiasis des membres inférieurs. Il décrit aussi cette année-là, chez le chien, le système lymphatique des vaisseaux des viscères digestifs. Ce sont les lymphatiques des intestins. Anthelme Balthasar Richerand (1779-1840) a confirmé ces informations. La découverte de l'anatomie du système lymphatique date donc des XVIIe et XVIIIe siècles.

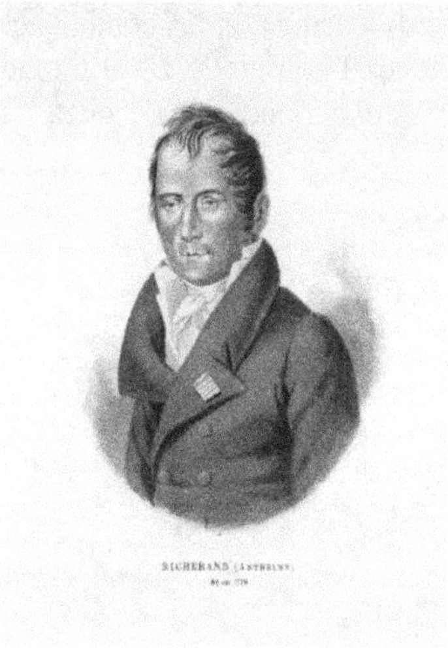

Anthelme Balthasar Richerand (1779-1840), (Corlieu[1], 1896, © BIU Santé).

Jean Pecquet (1622-1674)

L'anatomiste Jean Pecquet est né le 9 mai 1622, à Dieppe et il est mort le 26 février 1674, à Paris. C'est un médecin et un savant français. Après des études à Dieppe, puis à Rouen, il vient à Paris pour trouver un travail en 1641. Là, il aurait pratiqué une autopsie dont il consigne les observations à l'Académie royale de chirurgie. En 1645, il s'inscrit à la Faculté des Arts et au collège des jésuites de Clermont. Il fait de nombreuses rencontres, notamment avec Marin Mersenne et Evangelista Torricelli, dont il suit les expériences sur l'acoustique, la pesanteur et le vide. En 1647, il commence ses premières expériences de dissection sur les animaux parfois en public tout en travaillant comme précepteur. En 1651, il publie *« Nouvelles expériences anatomiques par lesquelles est découvert le réceptacle du chyle inconnu jusque dans les vaisseaux sous-claviers avec une planche »*. Il commence ses études de médecine à Paris, mais les achève à Montpellier d'où il sort docteur en 1652. À Montpellier, il fait ses importantes découvertes concernant la circulation lymphatique, notamment celles du receptaculum

[1] Corlieu Auguste, *Centenaire de la Faculté de médecine de Paris (1794-1894)*, Alcan - Baillère - Doin - Masson (éd.), Paris, 1896.

chyli, future citerne de Pecquet, et les conduits chylifères. Thomas Bartholin retrouve chez l'homme le canal thoracique, mais pas la citerne et confirme les expériences de Pecquet.

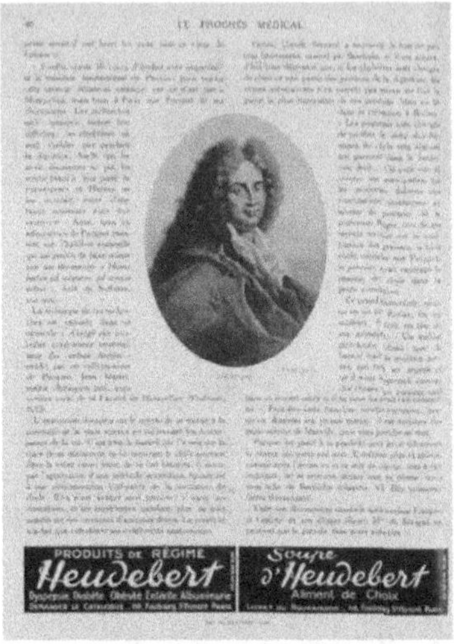

Jean Pecquet (1622-1674),
In *Le Progrès médical*, Paris, 1926,
© BIU Santé, med90170x1926xsupx0040.

Jean Pecquet est emprisonné à la Bastille pendant 41 mois en même temps que son protecteur Nicolas Fouquet, celui-là même qui a subventionné ses études de médecine. Sorti de prison, Colbert le désigne comme membre de l'Académie des sciences en 1666.
Il réalise des dissections de l'œil et mesure ses dimensions. Contrairement à Edme Mariotte, il pense que c'est la rétine, et non la choroïde, qui est le principal organe de la vision. Médecin ordinaire du Roi retenu par Sa Majesté, Jean Pecquet est responsable d'une riche clientèle, dont Mme de Sévigné. Jean Pecquet est anatomiste et l'un des pionniers de la physiologie. Il étudie l'expansion de l'air, s'intéresse à la vision, écrit des ouvrages préfigurant la psychologie, découvre le conduit lymphatique thoracique qui fait suite aux vaisseaux (c'est le canal thoracique). Il décrit la terminaison du canal dans le système veineux au niveau de la veine jugulaire interne, au niveau du cou. Dès ce moment, la description de l'anatomie des lymphatiques généraux commence et l'étude des troubles de ce système en découle directement. La citerne, ou

réservoir de Pecquet, désigne la citerne du chyle, la cavité servant de réceptacle au chyle.

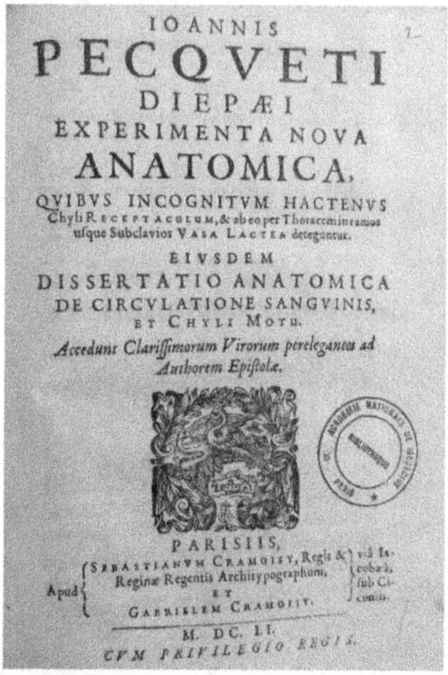
IOANNIS
PECQVETI
DIEPÆI
EXPERIMENTA NOVA
ANATOMICA,
QVIBVS INCOGNITVM HACTENVS
Chyli RECEPTACVLVM, & ab eo per Thoracem in ramos
usque Subclavios VASA LACTEA deteguntur.
EIVSDEM
DISSERTATIO ANATOMICA
DE CIRCVLATIONE SANGVINIS,
ET CHYLI MOTU.
Accedunt Clarissimorum Virorum perelegantes ad
Authorem Epistolæ.
PARISIIS,
Apud SEBASTIANVM CRAMOISY, Regis & Reginæ Regentis Architypographum, ET GABRIELEM CRAMOISY. via Iacobæa, sub Ciconiis.
M. DC. LI.
CVM PRIVILEGIO REGIS.

Joannis Pecqueti : dissertation anatomique
Experimenta nova Anatomica, 1651,
© Bibliothèque de l'Académie nationale de Médecine.

Fabricius von Hilden

En 1641, von Hilden décrit le cas d'une malade de soixante ans présentant un énorme membre supérieur depuis cinq ans. C'est un « *gros bras, non lié au cancer du sein* ». Il s'agit d'un lymphœdème par blocage axillaire qui signe une maladie métastatique. Les médecins réalisent des incisions de ce membre, elles ne laissent couler que peu de liquide. La malade ne décède pas des suites de cette intervention. Elle conserve son « gros bras » et vit encore de nombreuses années avec cela. Le traitement du lymphœdème comporte à cette époque les incisions complétées par le bandage du membre. Au XVIIe siècle, plusieurs livres sont édités et évoquent les lymphœdèmes.

XVIIIe siècle

John Hunter (1728-1793)
John Hunter comprend la fonction de résorption du système lymphatique et Hewson, en 1774, étudie la morphologie et la fonction de ce système. Hunter a décrit que les vaisseaux ont une plasticité et peuvent se former si des contraintes spécifiques sont exercées sur eux. En 1721, Richard Towne écrit *A treatise of diseases most frequent in West India and particulary in Barbadoes*. En 1750, William Hillary publie *Observations in change in their air and the concominant epidermial disease in the Island of Barbadoes*. En 1787, William Hillary, William Hewson et William Cruikshank de l'école écossaise s'intéressent à l'anatomie lymphatique. En 1788, James Hendy décrit la maladie glandulaire de l'île des Barbades qui est synonyme d'éléphantiasis des Arabes. Il précise qu'après un « *engorgement des glandes* » associé à un trajet rouge et douloureux le long du trajet des vaisseaux lymphatiques, et à une forte fièvre, une déformation incurable des membres concernés se met en place. Le seul inconvénient de cette dysmorphie est l'incommodité liée à leur aspect et à leur poids. Tous ces auteurs décrivent le gonflement de la jambe.

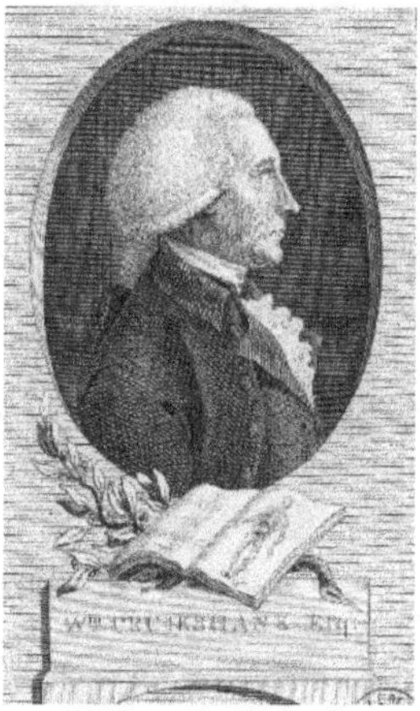

William Cruikshank,
© Bibliothèque de l'Académie nationale de Médecine.

James Hendy

James Hendy décrit en 1787 les œdèmes comme résultat de l'insuffisance de la fonction lymphatique.

Le médecin italien Paolo Mascagni (1755-1815) présente aussi le système lymphatique et évoque l'idée que le lymphœdème est causé par l'obstruction du système lymphatique. Il conclut que la dilatation de ces vaisseaux induit une insuffisance valvulaire qui permet le reflux dans le système lymphatique. C'est l'hypothèse de la fin du XVIIIe siècle, elle correspond à la parfaite réalité des lymphœdèmes secondaires.

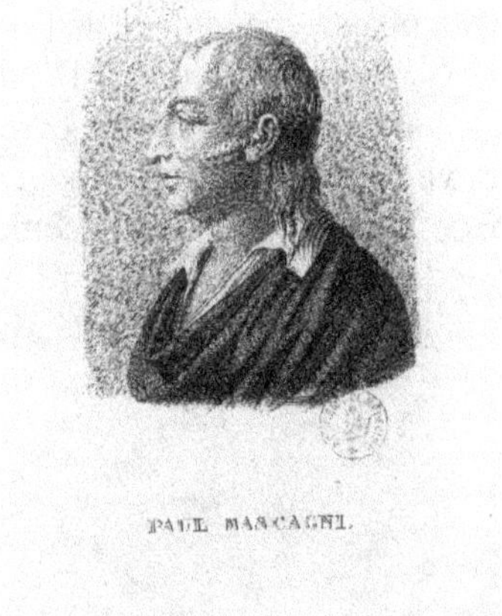

Paul Mascagni,
© Bibliothèque de l'Académie nationale de Médecine.

Jean-François Allard

En 1806, il écrit *Histoire d'une maladie particulière au système lymphatique* qu'il reprend par la suite sous un autre titre *Histoire de l'éléphantiasis des Arabes.* Ses descriptions de l'éléphantiasis y sont très réalistes. Les croquis qui ornent son ouvrage représentent les formes caricaturales de la déformation des membres inférieurs. Cet auteur retient une étiologie en relation avec des lymphangites occasionnées par « *les refroidissements des nuits fraîches ou de changements de temps ou des vents froids* ». Les températures nocturnes ne sont pas la cause du lymphœdème. Cependant, les

lymphangites tronculaires laissent dans la lumière des vaisseaux des reliquats d'infection.
Ces résidus modifient les propriétés mécaniques des parois des vaisseaux lymphatiques et sont à l'origine de l'apparition de certains lymphœdèmes, et de l'aggravation d'autres.

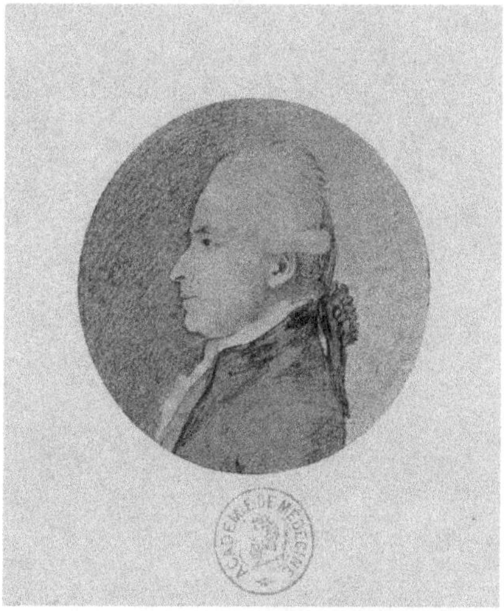

Jean-François Allard,
© Bibliothèque de l'Académie nationale de Médecine.

XIXe siècle

De nombreux médecins comme Dominique Larrey, médecin de Napoléon Ier pendant la campagne d'Égypte, s'intéressent à cette pathologie : le lymphœdème du scrotum. Puis, Félix Hippolyte Larrey, médecin de Napoléon III, publie son fameux rapport avec pour titre *Rapport sur l'éléphantiasis du scrotum* consacré à cette affection qualifiée de osché-onchalasie. Mohamed Ali, Antoine Barthélemy Clot et Godard nous ont laissé des descriptions cliniques similaires.

Les Larrey
par le Dr Xavier Riaud & le Pr Michel A. Germain.

. DOMINIQUE LARREY (1766-1842)
La *« Providence du soldat »*, surnom qu'il reçoit en Égypte, naît à Beaudéan, le 7 juillet 1766. À 14 ans, son père venant de décéder et sur la recommandation de l'abbé Grasset qui l'a pris en charge, il quitte le domicile familial, et rejoint son oncle Alexis, chirurgien en chef de l'hôpital La Grave de Toulouse, qui lui enseigne la médecine pendant 6 ans, après avoir suivi une scolarité au collège de l'Esquille des Frères de la doctrine chrétienne. Il n'a pas 19 ans lorsqu'il devient prosecteur. Il vivait jusque-là en étant le répétiteur de ses amis étudiants. En 1785, il obtient le premier prix de la Société Saint-Joseph de la Grave et est désigné « professeur-élève ». Au concours d'aide-major, en 1786, il arrive majeur de sa promotion. Il soutient aussi cette année-là, une thèse sur *La carie des os*. Il reçoit la médaille de vermeil de la cité de Toulouse. Désargenté, il gagne la capitale à pied et suit les cours de Dessault à l'Hôtel-Dieu. En 1787, il intègre l'École navale de Brest, puis embarque sur la Vigilante le 4 octobre, après avoir obtenu un concours de chirurgien auxiliaire dans la marine royale, où il est classé premier. C'est à bord de la *Vigilante* qu'il se soumet au concours de chirurgien major où il est reçu sans aucune difficulté. De retour d'un voyage jusqu'à Terre-Neuve, l'équipage est au complet. Ses directives hygiéniques drastiques ont été respectées à la lettre. Il apprend à y travailler vite et bien, dans un local exigu. Sujet au mal de mer, il demande son licenciement de la marine. De nouveau à Paris, le 25 novembre

1788, il suit une fois de plus les cours de Dessault et de Sabatier, ce qui l'amène à être reçu premier au concours d'aide-major de l'hôpital des Invalides en 1789. Il est écarté du poste au profit d'un autre qui a les faveurs du gouverneur. C'est à cette époque qu'il devient très ami avec Corvisart et Bichat. En 1789, il participe à la prise de la Bastille avec les étudiants de l'École de chirurgie. En 1791, un second poste de chirurgien aide-major se libère aux Invalides. Sabatier, scandalisé par l'évincement de Larrey en 1789, au même poste, se démène pour aider son poulain à obtenir ce concours. Devenu chirurgien major du district de Saint-André-des-Arts, il s'occupe de soulager les blessés du Champ-de-Mars. Paris devient invivable. Il part pour Brest où ses amis de la marine le pressent de reprendre du service. Arrivé au port, Sabatier, encore lui, lui écrit pour lui signaler qu'un poste gagnant-maîtrise est vacant, lui ouvrant les portes de l'enseignement. Larrey revient aussitôt dans la capitale. En avril 1792, il arrive à Strasbourg et rejoint l'armée de Kellermann au grade de chirurgien major des hôpitaux, où, dans un premier temps sous les ordres de Percy, il parvient, par son courage, à occuper des fonctions similaires aux siennes. En 1792, à la bataille de Spire, véritable baptême du feu, il applique sur le terrain, les préceptes de la chirurgie navale. Il réalise d'ailleurs sous le regard attentif de Coste, Sabatier et Parmentier, trois inspecteurs généraux du service de santé, une désarticulation de l'épaule sur l'un de ses blessés. Pendant les périodes de repos, il transmet son savoir à d'autres médecins. Ainsi, crée-t-il un cours de perfectionnement d'anatomie et de chirurgie pratique, à Mayence en 1793, où il est nommé officiellement à la direction chirurgicale du Service de santé de l'armée. Il invente 3 types d'aiguilles à suturer les plaies du cou et de la face qui lui valent de recevoir la médaille d'or de l'Académie de chirurgie. Il milite activement pour que le médecin se porte au-devant du blessé. Sa conviction est profonde au point qu'il crée un corps de brancardier et d'ambulancier, mais aussi, une ambulance volante à cheval qui sillonne les champs de bataille dans toute l'Europe, à partir de 1793, qui le distingue. C'est d'ailleurs la première fois qu'un chirurgien est aperçu au cœur des combats. Le 22 juin 1793, pour sa conduite héroïque au feu, Larrey est cité à l'ordre de l'armée. Il a rallié des déserteurs et a attaqué une position ennemie. Là, sous les balles adverses, il a délivré ses soins sur les blessés. Le 25 juillet, Danton, apprenant la victoire des forces françaises, rend hommage à Larrey pour ses bons soins donnés dans des conditions si précaires et si dangereuses. Marchioni (2003) dit de lui : *« Petit dormeur de tempérament, il opère souvent avec facilité jusqu'à 4 heures du matin et pourra pratiquer deux cents amputations vingt-quatre heures durant ! »* Extrêmement rigoureux en matière d'hygiène, il se frictionne tous les jours le corps d'eau vinaigrée.

En 1794, de retour à Paris, son système d'ambulances volantes est unanimement salué par la Comité de salut public. Il est promu au rang de chirurgien en chef de l'armée de Corse stationnée à Toulon. De retour à Paris, il doit en partir précipitamment pour éviter une possible arrestation. Il est reconnu qu'il a recueilli et soigné un prince autrichien sur le front, ce qui n'est pas acceptable aux yeux des représentants de la République naissante. Sauvé in extremis par un ami de son oncle qui siège au Comité, il rejoint donc Toulon sans tarder et c'est, dans cette ville, qu'il rencontre pour la première fois Bonaparte. Avant de partir, le 4 mars 1794, il a eu le temps de se marier.

Très vite, il se voit réorganiser le grand hôpital de Nice qui accueille les blessés de l'armée d'Italie. Son travail est alors salué par la Comité de salut public. Après une excursion en Espagne où le jeune médecin peut étudier les effets du froid de l'hiver sur les membres des soldats, il est rappelé à Toulon en 1795. Très vite inutile, il est muté sur Paris où il revient pour assister à l'accouchement de sa femme. L'enfant prénommé Félix-Hippolyte décède trois semaines après. Lors des émeutes de la capitale, Larrey commande aux ambulances attachées à l'armée. Le 3 juillet 1795, il est de nouveau affecté à la garnison de Toulon. Aussitôt, il organise un enseignement d'anatomie avec dissections sur cadavres avec lesquels il effectue des préparations anatomiques destinées à ses jeunes confrères. C'est à cette époque qu'il publie un *Mémoire sur l'anthrax* qui lui confère une certaine notoriété. Cette année-là, il devient professeur à l'École de santé du Val-de-Grâce où il enseigne l'anatomie et la médecine opératoire (Gourdol (2010) affirme qu'il s'agit d'anatomie et de chirurgie militaire et qu'il est le premier nommé à cette nouvelle chaire), sous les ordres de Coste qui la dirige. Il a 30 ans. Il devient aussi chirurgien en chef de l'hôpital du Gros-Caillou et des Invalides. À l'orée de l'année 1797, il est affecté à l'armée d'Italie et est présent à tous les combats de cette campagne. Napoléon salue chaleureusement son dévouement et, surtout, l'esprit d'organisation que le médecin a insufflés au Service de santé. Larrey y imagine des ambulances volantes rapides et légères, capables de se déplacer sur tout le front. Marchioni (2003) décrit l'ensemble avec précision : *« une équipe chirurgicale à cheval : 3 chirurgiens, 1 infirmier, tous montés, suivis de mulets de bât transportant du matériel médico-chirurgical à l'aller et les blessés au retour disposés dans des paniers rudimentaires. La forme définitive constitue la Légion de l'ambulance à 3 divisions. L'une au centre du champ de bataille ou à l'avant-garde, dirigée directement par Larrey, la seconde à l'aile droite et la troisième à l'aile gauche. Chacune peut renforcer ses homologues en fonction de l'évolution des combats et de l'afflux des blessés. »* Le même auteur (2003) ajoute : *« Tout est prévu pour secourir le dixième des effectifs engagés. On compte au sein de chaque division 15 chirurgiens, 40 infirmiers dont 12 à cheval et 13 aides-soignants. Chaque infirmier à pied porte un sac en cuir à plusieurs compartiments contenant des appareils à pansement de réserve. Le chirurgien ou infirmier à cheval porte, au lieu des deux fontes pour les pistolets, deux sacoches et un portemanteau en cuir destinés à transporter les trousses d'instruments d'urgence et les premiers pansements. 25 conducteurs dont un maréchal-ferrant et un sellier complètent ce personnel d'une centaine de personnes par division. »* Chaque division comporte 12 véhicules à 2 ou à 4 roues. C'est Larrey qui facilite la rencontre, en 1797, entre Bonaparte et Desaix dont il est un ami depuis l'armée du Rhin. Bonaparte satisfait de ses travaux lui demande d'inspecter les hôpitaux d'Italie du Nord et de s'assurer du degré de compétence des jeunes chirurgiens de l'armée. En juin 1797, Dominique éradique une épidémie de typhus qui décime les équipages français par des mesures d'hygiène simples et strictes. Ayant rejoint Udine et l'armée de Masséna prête à en découdre avec les Autrichiens, il s'improvise vétérinaire et stoppe les avancées d'une épidémie de charbon chez les chevaux du contingent. À la fin de l'année, Larrey regagne Paris. Il y retrouve sa chaire au Val-de-Grâce.

Le 22 mars 1798, Larrey, en compagnie de Desgenettes, quitte Paris. Il vient d'être muté à l'armée d'Angleterre. Mais, la diligence qui les transporte les emmène directement à Toulon où les deux hommes embarquent à bord de *L'Orient*, le vaisseau amiral d'une expédition vers l'Égypte fomentée par le général Bonaparte. Il y occupe naturellement le poste de chirurgien en chef du contingent militaire en partance. Sur le navire, le futur empereur crée deux commissions, dont une des sciences, et l'autre, des arts.

Le Directoire assure l'autonomie aux médecins de l'armée. Larrey n'en demandant pas plus écrit à son oncle qui lui communique la liste de 108 chirurgiens désireux de participer à l'expédition. Ils sont formés en urgence à l'hôpital militaire d'instruction de Toulon, puis au cours du voyage. Pour le matériel, le chirurgien met à contribution tous les corps de métier de la ville. Le 19 mai, les bateaux larguent les amarres. Les troupes débarquent sur la terre des pyramides dans la nuit du 1er au 2 juillet 1798. Arrivé à Alexandrie, Larrey organise, aussitôt et dans l'urgence, un hôpital de fortune. Avant de quitter la ville, en cela, aidé de Bonaparte qui réquisitionne une villa à cet effet, il structure un vrai hôpital qui fonctionne à plein régime dès son ouverture. Souffrant de soif et de chaleur au milieu des soldats, son matériel volé par des Bédouins, Larrey et ses confrères traversent à pied, le désert les amenant aux portes du Caire en portant leur matériel sur le dos. Au cours du périple, ils rivalisent d'imagination pour aider les Français désespérés par l'excursion qui se révèle très dure. Lors de la bataille des Pyramides, Larrey organise un gigantesque hôpital dans la demeure fastueuse de Mourad Bey, défait. Il n'hésite pas à recommander certains de ses hommes, à demander des récompenses pour eux. Il opère 24 heures durant sans se reposer, sans s'alimenter, juste parce que ses hommes blessés ont besoin de lui. Sa réputation d'homme de cœur est alors connue dans toute l'armée. C'est aussi pendant cette campagne qu'il expérimente sa technique d'amputation par désarticulation de la tête d'humérus. Au Caire, il ouvre un hôpital dans le palais d'Ibrahim Bey pour les pauvres et les indigents, selon les préceptes d'Avicenne, l'illustre médecin arabe.

Pourtant, à la création de l'Institut d'Égypte, Larrey n'y siège pas. Les médecins de la section de physique et de science naturelle débattent, cherchent et émettent des mémoires faisant la synthèse de leurs trouvailles. Les sujets portent notamment sur l'hygiène, l'alimentation ou les épidémies. Ainsi, en est-il de Larrey qui publie plusieurs traités qui établissent sa réputation scientifique jusqu'en France où ses travaux sont reconnus.

Larrey crée une école pour les jeunes chirurgiens de l'armée. Il y enseigne l'anatomie, la médecine opératoire et la chirurgie générale. Il combat le tétanos et la peste lors de l'expédition en Syrie. Il comprend alors toute l'importance de l'hygiène des troupes. Il réforme son ambulance volante. Les blessés sont donc évacués à dos de chameau. Lors de la révolte du Caire, Larrey se dépense sans compter pour soigner les blessés et risque plusieurs fois sa vie pour cela. Il pleure de nombreux élèves et amis qui sont tués par les révoltés. Au départ de Bonaparte, il décide de rester avec Kléber pour soigner ses malades et ses blessés. Mais, avant le départ de futur empereur, sous l'injonction de Larrey, le général décrète une équivalence de grade qui est une vraie révolution pour le service de santé. Les médecins de 1re classe sont assimilés aux commandants et ceux de 2e ou de 3e classe, aux capitaines. Leur situation est régularisée par un brevet agrémenté d'une solde au sein de l'armée. Le 30 janvier 1799, les premiers cas de peste sont signalés. Larrey applique des mesures d'hygiène d'une rigueur extrême. À Jaffa, Larrey s'évertue à isoler les malades atteints de la mort noire et à appliquer des mesures d'hygiène sévères. Le 22 mars, lors du siège de Saint-Jean d'Acre, il envoie une directive à tous les chirurgiens afin de définir une conduite unique pour lutter efficacement contre la peste qui fait des ravages dans l'armée française. Au cours de l'assaut, il est blessé une seconde fois et malgré tout, il poursuit ses soins sur les remparts acclamés par le cœur des soldats.
Larrey est élu au sein de l'Institut, le 4 juillet 1799, dans la section de physique. Dans la même année, il publie son mémoire de 38 pages intitulé *Mémoire sur le tétanos traumatique* consécutif à l'observation des blessures engendrées par les projectiles turcs, qui fait grand bruit. En 1798, sans en être membre, il avait fait paraître son *Mémoire sur l'ophtalmie endémique en Égypte* qui avait déjà été consacré. En 1800, c'est autour du *Mémoire sur la fièvre jaune, considérée comme complication des plaies d'arme* à feu de paraître. Suivent *De hepatitis* et *L'atrophie des testicules*. Kléber le charge d'inspecter les hôpitaux du delta et de proposer de l'avancement aux médecins méritants, ce que Larrey s'empresse de faire. Le 21 mars 1801, à Canope, alors que le général Menou s'enlise contre les Anglais fraîchement débarqués, menacé par la charge d'un régiment de dragons, Larrey s'enfuit en portant le général Silly, qu'il vient d'amputer, sur son dos et parvient à le sauver. Alors qu'Alexandrie

est assiégée par les Britanniques, une épidémie de scorbut apparaît. Les mesures alimentaires et hygiéniques préconisées par Larrey ont raison de tous les symptômes. Il déplore très peu de morts en définitive.

En 1801, il autopsie le corps de l'assassin de Kléber, l'embaume et le fait exposer au Musée d'histoire naturelle. Il aurait embaumé le corps de Kléber également. Lors de la reddition, Menou parvient à négocier avec les Anglais, la conservation des archives, mémoires et collections amassés en Égypte, qu'il ramène en France. Larrey, notamment, conserve ses notes qu'il destine à publications dès son retour en France et ses collections de crânes, et de momies. À son retour d'Égypte, Larrey fait connaître un mémoire sur *l'Ophtalmie endémique*. Il rencontre le futur Napoléon, en mars 1802. Il lui présente, en souhaitant lui dédier, sa *Relation chirurgicale de l'expédition d'Orient* qu'ému, le Premier Consul reçoit et transmet aussitôt à son secrétaire en lui ordonnant de le publier dans la *Description d'Égypte*. Dans cet ouvrage, il publie aussi en 1809, un *Mémoires et observations sur plusieurs maladies qui ont affecté les troupes de l'armée française pendant l'expédition d'Égypte et de Syrie et qui sont endémiques dans ces deux contrées* et, en 1812, une *Notice sur la conformation physique des Égyptiens et des différentes races qui existent en Égypte, suivie de quelques réflexions sur l'embaumement des momies*.

Le 10 mars 1803, la loi réformant la médecine, dont les principaux préceptes ont été dictés par Fourcroy, voit le jour. Dominique a contribué dans une large mesure à son édification puisqu'il a participé aux travaux d'écritures.

En 1803, il soutient aussi sa thèse de médecine qui porte le titre : *Des amputations des membres à la suite des coups de feu*. Il devient le premier docteur en chirurgie. Sa thèse connaît un tel succès qu'il s'empresse de l'offrir à Bonaparte.

En 1804, nouvelle promotion. Il est chirurgien en chef de la Garde impériale. Il opère en première ligne, au front, quel que soit le temps. Il est omniprésent. Le 15 juillet 1804, il est fait officier de la Légion d'honneur par le futur Napoléon et est décoré en l'église des Invalides. Sur le plan littéraire, l'année est aussi prolifique. En effet, il publie *De éléphantiasis*[2], *Du sarcocèle* et *Des plaies de poitrine*.

---

[2] Nous n'en avons pas retrouvé de trace.

Larrey est présent lors du sacre de Napoléon, le 2 décembre 1804. Le soir même, dans une note écrite, il prédit *« sa perte et la ruine de la France »*.
En 1805, à Ulm, à Echingen et à Austerlitz, tous les blessés sont opérés sur le terrain. À la veille d'Austerlitz, l'Empereur lui confie la direction de l'intégralité du Service de santé de l'armée, Percy étant occupé à d'autres tâches. Le chirurgien risque plusieurs fois sa vie sur le champ de bataille. Les ambulances volantes sont d'une efficacité exceptionnelle. Cette même année, il devient inspecteur général du Service de santé. À Vienne, il visite les hôpitaux et met en place des mesures d'hygiène très strictes pour éradiquer toute épidémie.
À la fin février 1806, il est de retour à Paris. Il en profite pour publier une *Notice sur l'anévrisme* à la Société de l'École de médecine, puis une *Notice sur les causes spontanées de l'hémorragie active artérielle* et enfin une *Notice sur une épilepsie cérébrale*. La même année, à Iéna, Larrey instaure la sélection des blessés en fonction de la gravité de leur état, mais mis en réserve avec la Garde impériale, il ne participe pas au combat pour la seule et unique fois de l'épopée napoléonienne.
Cette année-là, il préside à la Société de médecine de Paris dont il est membre depuis sa fondation en 1796.
En 1807, à Eylau, il effectue 800 amputations en trois jours. Trois jours durant, par un froid glacial, il opère sans jamais s'arrêter. Sur les 7 000 Français et 5 000 Russes opérés, 91 % ont guéri. Il est élevé au rang de « commandant » de la Légion d'honneur. Napoléon lui remet ses insignes et son épée personnelle, directement sur le champ de bataille. En 1807, après la bataille de Friedland, c'est sur les conseils médicaux avisés de Larrey que Napoléon porte la conscription à 20 ans. De retour à Paris, Larrey reprend ses fonctions de chirurgien en chef de l'hôpital de la Garde. Il publie aussi un *Mémoire sur la gangrène sèche causée par le froid, ou gangrène de congélation* tiré de son expérience recueillie à Eylau. Arrivé en 1808, sur le sol espagnol, il organise les hôpitaux madrilènes, évalue les officiers de santé mis à disposition et ouvre une école de chirurgie accessible aux Espagnols également. Lors de la révolte de Madrid, les infirmiers espagnols veulent achever les blessés. Larrey s'interpose et empêche le massacre en armant ses blessés qui font feu sur les insurgés. Le chirurgien demande, par ailleurs, à Valladolid, la création d'un hôpital pour l'ennemi, ce qui constitue

une première. En mars 1809, atteint de typhus, il doit s'aliter et, de fait, rentre à Paris. Le 18 septembre 1808 naît son deuxième fils, Félix-Hippolyte, qui aura un parcours médical similaire à son père, mais auprès de Napoléon III.

En mai de cette année-là, à Essling, il ampute le général Lannes qui décède 8 jours après. Très attaché à cet homme, Larrey accuse le coup. En juillet, à Wagram, il opère 1 200 blessés et pratique 300 amputations. 45 seulement décèdent. Napoléon en fait un baron d'Empire et lui attribue une rente annuelle de 5 000 francs. Il utilise le froid pour anesthésier ses patients et entreprend de les évacuer aussitôt que possible pour éviter les infections de leurs plaies. Il écrit à sa femme cette année-là : *« Plus de 10 000 blessés sont passés dans nos ambulances, j'ai mis cinq jours et cinq nuits à opérer et à faire les pansements d'urgence... »* À la fin 1809, il reprend ses fonctions au Gros-Caillou.

Au début de l'année 1812, Larrey publie ses *Mémoires* qu'il étoffe de nombreux recueils à caractère strictement médical. Il envoie son livre aux monarques européens qui l'en félicitent, à commencer par Napoléon qui est le premier à le recevoir.

Le 12 février 1812, sur décret de l'Empereur, il succède à Heurteloup au poste de chirurgien en chef de la Grande Armée. Le 2 avril, il est à Berlin. Aussitôt, il ouvre une école de chirurgie et de premiers soins afin de former rapidement les jeunes chirurgiens nouvellement arrivés au service de santé. Alors que la Grande Armée s'engage lentement en Russie, la pénurie se fait déjà terriblement ressentir dans le service du chirurgien. En août, Larrey est sévèrement tancé par Napoléon pour la première fois, qui lui reproche la pénurie en matériel. Ne pouvant pas se défendre, le médecin décide de lui écrire et de se plaindre de l'intendance. Napoléon, quelques jours après, s'excuse et lui assure de son amitié. Habitué à être combatif et imaginatif, il brille particulièrement lors de cette campagne. Il ampute 200 hommes en un jour, lors de la bataille de la Moskova, dont une intervention est effectuée en moins de deux minutes. Pendant toute la durée de la campagne, il tient un journal d'une précision extrême. À Moscou, pourtant, Napoléon lui reproche de ne pas avoir su *« administrer sa partie. »* Malheureusement, tout manque. *« C'est à Larrey que revient le mérite d'avoir érigé en système, le principe de tri et du classement des blessés par ordre d'urgence lors de leur arrivée massive... »*, classement toujours en vigueur au XXe siècle, au cours des deux conflits mondiaux notamment. Lorsqu'il quitte la capitale, Larrey doit, à regret, laisser les malades et blessés intransportables à la garde de quelques chirurgiens. Harcelés, la retraite des soldats français ressemble plus à une débâcle. Après le passage épique de la Bérézina où il est près de mourir sans l'intervention des hommes de la Grande Armée, ayant fait le choix de sauver un maximum de matériel et de blessés, après être passé à cet effet dans les derniers, Larrey rejoint Königsberg, le 21 décembre. Il est atteint de fièvre typhoïde. Grâce à de bons soins, il guérit. Le corps chirurgical de la Grande Armée a été détruit à 66 % suite à la campagne de Russie. Tout est à reconstruire.

Alors qu'une place se libère à l'Institut, il choisit de laisser Percy y être élu à sa place. Il intervient personnellement auprès du tsar Alexandre Ier pour qu'il rende sa liberté à Desgenettes en 1813, après qu'il ait été capturé. En 1813, il parvient à sauver 2 632 jeunes soldats, nouvelles recrues, du peloton d'exécution ordonné par l'Empereur lui-même, alors qu'ils sont convaincus de blessures volontaires, ceci à Lützen et à Bautzen où il réalise là, ce qui est considéré comme la première expertise médico-légale. Larrey démontre au sein d'un jury de chirurgiens et d'officiers supérieurs, avec une telle conviction qu'il s'agit de blessures involontaires par manque d'expérience, que Napoléon accepte de revenir sur sa décision. De mauvaise humeur, malgré tout, l'Empereur lui donne l'accolade à l'issue de cette affaire, mais quelques jours plus tard, comprenant qu'il allait commettre un crime impardonnable, il fait envoyer au chirurgien de nombreux présents et lui octroie une pension de 3 000 francs. Enfin, les statistiques du Service de santé relatées, dans ses *Mémoires*, par Larrey, sont exceptionnelles. En effet, il a sauvé 89 % de ses malades.

Lorsque Napoléon abdique, Larrey décide de l'accompagner en exil, mais l'Empereur refuse estimant qu'il sera plus utile auprès des soldats de la Garde. De fait, il occupe toujours ses fonctions au Gros-Caillou et en tant qu'inspecteur général du Service de santé. Lorsque Napoléon revient en France, après s'être échappé, Larrey l'attend fidèlement. Pourtant, c'est Percy qu'il nomme au poste de chirurgien en chef de la Grande Armée. Blessé, il refuse de suivre l'armée et se cloître chez lui. Pourtant, les arguments impériaux ont vite raison de lui. Il finit par rejoindre la Garde.

Au cours de la bataille de Waterloo, alors qu'il est au feu à récupérer et soulager les blessés, Wellington l'aperçoit, et fait en sorte que la zone où le chirurgien se trouve ne soit plus menacée par les tirs de ses hommes. Blessé et capturé, il est à deux doigts d'être exécuté, mais identifié, Blücher, reconnaissant que Larrey ait sauvé son fils en 1813, le raccompagne à Louvain. Après une inspection des hôpitaux de Bruxelles, il gagne Paris qu'il rejoint le 15 septembre 1815.
Sous la Restauration, il devient chirurgien de la Garde royale après avoir été tout de même quelque peu inquiété. Il est démis de ses fonctions d'inspecteur général du Service de santé. En 1815, il est question de le déchoir de son poste hospitalier, ce qui constitue une mesure très grave. Il rédige un rapport faisant le bilan de sa carrière qui est remis à la Commission d'examen qui doit statuer sur son sort. Il obtient gain de cause et est maintenu dans ses fonctions, le 27 novembre 1815. Toutefois, il ne perçoit qu'une demi-solde. Il ne recouvre l'intégralité de sa pension qu'en 1818. Il est élu à l'Académie royale de médecine, à sa création, en 1820, à l'Académie des sciences en 1829, 25 ans après sa première candidature, où il succède à Pelletan.
De 1826 à 1836, il est professeur à l'École militaire du Val-de-Grâce. En 1826, il voyage avec son fils en Irlande, en Angleterre, puis en Écosse où il rencontre ses confrères britanniques qui l'accueillent avec joie et honneur.
Lors de la révolution de 1830, il est encore chirurgien en chef de l'hôpital du Gros-Caillou. Il soigne les blessés des émeutes de juillet 1830. Il s'interpose et refuse de livrer ses patients.
Il est promu chirurgien en chef de l'hôtel royal des Invalides en 1831, après avoir réintégré sur l'ordre de Louis-Philippe, le Conseil de santé. En 1832, il structure le Service de santé belge, à la demande du roi des Belges. En 1835, il lutte contre le choléra lors de l'épidémie qui prolifère à Marseille. Devenu autoritaire, impatient et intolérant, il est missionné à l'étranger pour l'éloigner, puis mis à la retraite en 1838. Il en conçoit une profonde amertume. Il n'exerce plus alors qu'en privé. Affublé de son uniforme de Wagram, il est enfin évidemment présent lorsque les cendres de Napoléon sont rapatriées en France, en 1840.
Le 25 juillet 1842, il décède à Lyon, alors qu'il revient d'une tournée d'inspection harassante des hôpitaux d'Algérie. Sa femme était morte quelques jours auparavant sans qu'il le sache. Le 8 août 1850

est inaugurée, au Val-de-Grâce, une statue de Dominique Larrey sculptée par David d'Angers. Une autre a été érigée à l'Académie nationale de médecine en 1856. Une troisième enfin existe à Tarbes. Ses cendres ont été transférées du Père-Lachaise aux Invalides, en 1992, selon Gourdol (2010). Son nom figure sur la 30e colonne du pilier sud de l'Arc de Triomphe.

Il a été présent lors de toutes les campagnes de la Grande Armée : soit 25 campagnes, 200 affrontements, 40 batailles. Il a été blessé à six reprises au feu.

Humaniste confirmé, il ne compte pas son temps et n'économise jamais son énergie au service des blessés. Qu'ils soient amis ou ennemis d'ailleurs, peu lui importe ! Napoléon le porte au plus haut dans son cœur et dans son estime. Il dit de lui, à Sainte-Hélène, avant de mourir, dans son testament où il lui lègue notamment la somme de 100 000 francs : *« C'est l'homme le plus vertueux que j'aie connu. Il a laissé dans mon esprit l'idée du véritable homme de bien. »* À Essling (1809), il n'hésite pas un seul instant à faire tuer ses propres chevaux pour en faire du bouillon qu'il donne à ses patients.

Il n'a jamais été, à son grand regret, professeur à la Faculté de médecine de Paris, car, semble-t-il, Desgenettes et Percy ont fait en sorte de rendre ce pieux rêve inaccessible. Il a postulé à cinq reprises pour des chaires diverses, mais ses candidatures ont toutes été rejetées. Il a essayé de créer deux écoles de chirurgie, une à Madrid et une à Varsovie. Les deux projets ont malheureusement avorté.

Les soldats de la Grande Armée le vénèrent. Alors sur le point de mourir, ils le sauvent au passage de la Bérézina, l'accueillent aux bivouacs, le réchauffent et le nourrissent.

Larrey n'hésite pas à faire acte d'héroïsme. Comme en 1814, à la ferme d'Heurtebise où une ambulance sans protection est menacée par les cosaques, le médecin charge sabre au clair pour sauver 200 blessés.

Sa pratique de l'amputation lui a permis de sauver plus de 75 % de ses blessés, mais surtout a évité la propagation du tétanos.

Il s'est toujours insurgé contre la corruption chez les commissaires et au sein de l'administration du service de santé. Il n'hésitait pas à aller réveiller des généraux, la nuit pour obtenir des fournitures et était craint parce qu'il ne faisait la cour à personne. Tout le monde savait que, s'il n'obtenait pas ce qu'il voulait, c'est-à-dire le mieux pour ses blessés, il irait tout droit chez l'Empereur pour faire valoir ses récriminations.

Dès l'âge de 19 ans, il avait été initié à la franc-maçonnerie.
Il est membre associé des Académies de Vienne, Bruxelles, Munich, Iéna, Turin, Naples et Madrid. Ses livres ont été traduits en anglais, allemand et italien.
Son intérêt pour le lymphœdème était pour lui, surtout au niveau scrotal.

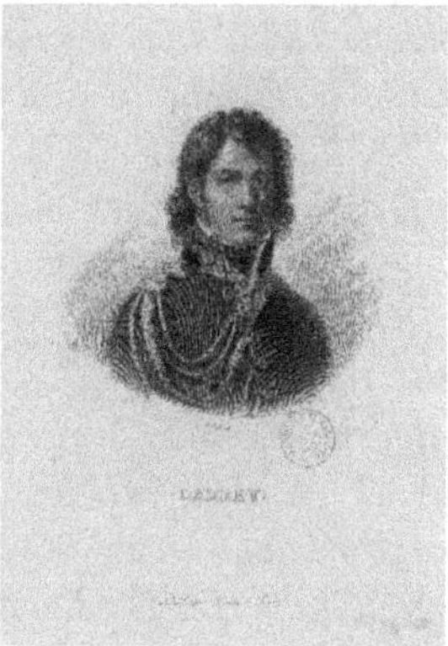

Dominique Larrey,
© Bibliothèque de l'Académie nationale de médecine.

. FÉLIX HIPPOLYTE LARREY (1817-1895)

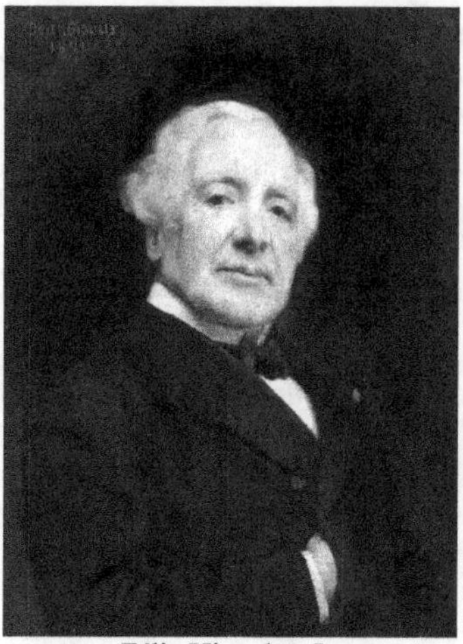

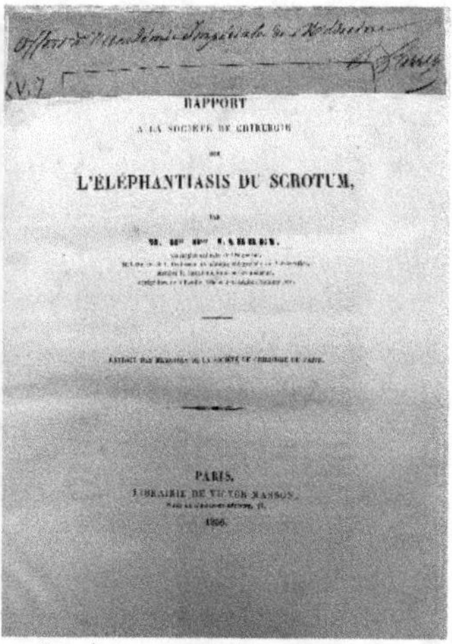

RAPPORT

L'ÉLÉPHANTIASIS DU SCROTUM,

PARIS.
LIBRAIRIE DE VICTOR MASSON

Félix Hippolyte Larrey et son mémoire avec sa signature
Félix Hippolyte Larrey (1817-1895) par Jean François Gigoux, 1891, HST, ART 370. Portait par Jean-François Gigoux (1891),
© Bibliothèque de l'Académie nationale de médecine, cliché de Philippe Fuzeau.

« Félix-Hippolyte Larrey fait ses études à Louis-le-Grand. Il débute ses études médicales à la Faculté de médecine de Strasbourg. Il est ensuite admis au Val-de-Grâce en 1828 comme chirurgien-élève de la Faculté de médecine de Paris. En 1829, il est affecté à l'hôpital du Gros-Caillou où son père est chirurgien-chef. Entre 1831 et 1832, il est aide de clinique à l'hôpital du Val-de-Grâce. De 1832 à 1841, il est aide-major. En 1832, il est docteur en médecine, puis, en 1835, agrégé en chirurgie. C'est à ce titre qu'il supplée Cloquet pendant trois ans à l'hôpital des Cliniques. Il devient médecin militaire de 1re classe (1839), chirurgien major au Val-de-Grâce, professeur de pathologie chirurgicale à l'École de médecine et de chirurgie militaire en 1841. Entre 1841 et 1872, il est professeur de clinique à l'hôpital du Val-de-Grâce. Il accompagne son père comme secrétaire en Algérie pendant l'inspection de 1842. » « Il est le chirurgien consultant de Napoléon III dès 1853. En 1858, il est médecin inspecteur de l'armée et l'année suivante, médecin-chef de l'armée lors de la guerre d'Italie. En 1872, il est mis à la retraite.
Jeune encore, il prend part au siège d'Anvers. Longtemps après, il est chirurgien en chef de l'armée d'Italie. C'est alors qu'il fait prévaloir ses idées sur l'évacuation rapide des blessés après le combat. Lors de la guerre de 1870, il est chargé du service de santé de l'armée du Rhin, mais les événements le ramènent à Paris pour prendre la direction des ambulances.
Hippolyte Larrey publie de nombreux travaux scientifiques, des rapports, des mémoires, et plusieurs ouvrages assez considérables, dans lesquels il traite de la plupart des questions de la chirurgie militaire. Il participe aux travaux sur l'encombrement des hôpitaux, sur l'intoxication nosocomiale. »
« Entre 1877 et 1881, il est député des Hautes-Pyrénées. Il est aussi membre de la Société médicale d'émulation de Paris, de la Société de chirurgie et de la Société anatomique, membre du Conseil de Santé (président), membre de l'Académie nationale de médecine, élu membre de la section de pathologie externe le 23 juillet 1850. Il devient son président pour 1863.
Enfin, il devient membre de l'Académie de médecine et de chirurgie de Saint-Pétersbourg. »
« Hippolyte Larrey est chevalier (en 1845), puis officier et commandeur de la Légion d'honneur. Il est décoré dans l'Ordre de Saint-Stanislas (Russie), chevalier dans l'Ordre de Léopold

(Belgique), commandeur dans l'Ordre de l'Aigle rouge (Prusse), commandeur dans l'Ordre de François-Joseph (Autriche), commandeur dans l'Ordre de la Couronne de Chêne (Pays-Bas), commandeur dans l'Ordre du Medjidié (Empire ottoman), grand officier dans l'Ordre du Lion et du Soleil (Perse) et grand officier dans l'Ordre des Saints-Maurice-et-Saint-Lazare (Italie). » Il est aussi membre de l'Académie de chirurgie et membre de l'Académie des sciences en 1867.
Il se bat toute sa vie pour que la médecine militaire demeure au premier plan de la médecine.
Pour ce qui nous intéresse, Hippolyte Larrey publie son *Rapport à la Société de chirurgie sur l'éléphantiasis du scrotum* à Paris, chez Masson, en 1856. C'est un mémoire de 172 pages.

. ANTOINE BARTHÉLEMY CLOT-BEY (1793-1868)
En 1830, le traitement chirurgical par exérèse du tissu lymphœdémateux est proposé par Clot-Bey qui l'explique dans *Histoire d'une tumeur éléphantiasique du scrotum extirpée avec succès chez un Arabe.*

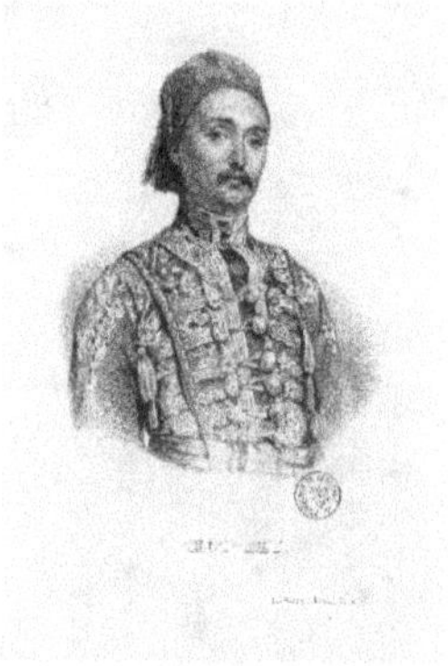

Clot-Bey,
© Bibliothèque de l'Académie nationale de Médecine.

. HIS (1831-1904)
Cet auteur a rappelé les connaissances du moment sur le lymphœdème. Le traitement proposé reste le bandage et la surélévation des membres. Il apporte de plus des précisions histologiques.

. PAUL BROCA (1824-1880)

En 1840, André Broca apporte un éclairage moderne en décrivant non un éléphantiasis, mais en distinguant les états éléphantiasiques. Il écrit alors : « *On appelle éléphantiasis des augmentations importantes de volume engendrées par l'œdème inflammatoire chronique, œdème dur dans lequel le système lymphatique semble jouer un rôle déterminant* ». Il précise ainsi que ces « *grosses jambes* » peuvent être en rapport avec une filaire, des lymphangites chroniques, des obstructions lymphatiques ou les complications d'une insuffisance veineuse. L'éléphantiasis s'impose pour lui comme un tableau clinique pouvant avoir plusieurs étiologies. Il aborde le tableau d'éléphantiasis congénital. Il décrit aussi le tableau du lymphœdème secondaire au membre supérieur par obstruction ganglionnaire par suite d'une filaire découverte dans le sang en 1866. Il s'intéresse aussi au cancer et il a observé que les vaisseaux accompagnent les tumeurs. Seules les cellules cancéreuses ont un rôle actif à jouer en pénétrant par effraction dans les veines et les lymphatiques expliquant ainsi la dissémination métastatique. La réelle démonstration de la relation de la filaire dans l'éléphantiasis sera apportée par P. Manson en 1883.

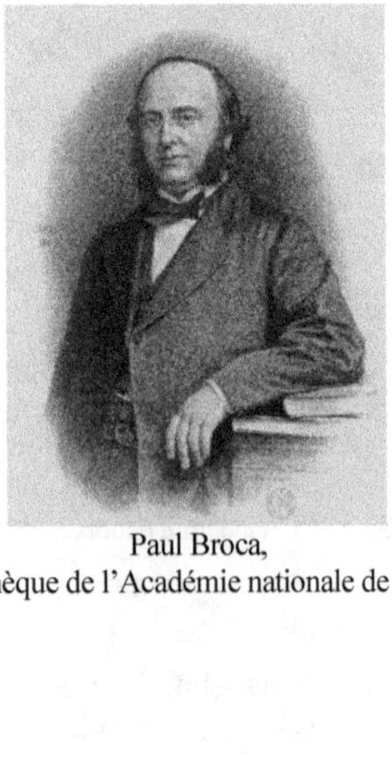

Paul Broca,
© Bibliothèque de l'Académie nationale de Médecine.

. RUDOLF VIRCHOW (1821-1902)

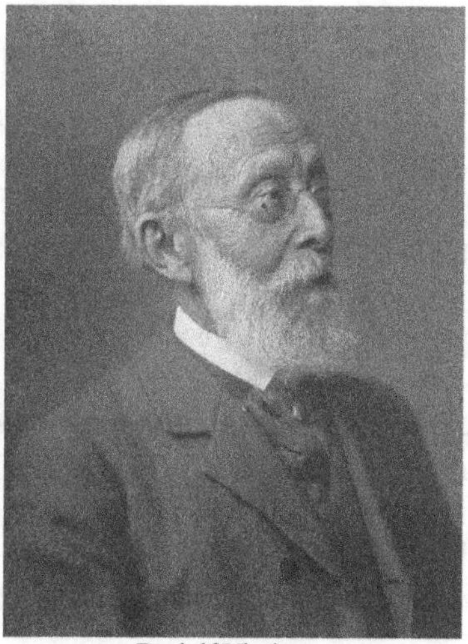

Rudolf Virchow,
© Bibliothèque de l'Académie nationale de Médecine.

Rudolf Virchow est né le 13 octobre 1821 dans la province de Poméranie. Il est mort le 5 septembre 1902 (à 80 ans) à Berlin.
Il fait ses études au Friedrich-Wilhelm-Institut, Académie de médecine militaire de Berlin où il est boursier et est l'élève de Schönlein. Après ses études de médecine, il passe un doctorat de pathologie en 1843 avec une thèse intitulée *De rheumate praesertim corneae* soutenue à l'hôpital universitaire de la Charité de Berlin. Puis, il travaille au service de dissection de l'hôpital de la Charité.
En 1848, il participe à la Révolution de Mars. Cela l'oblige à accepter un poste à l'Université de Wurtzbourg. À partir de 1849, il enseigne dans cette université.
En 1854, Virchow affirme le rôle de l'occlusion des vaisseaux lymphatiques ou des ganglions dans les processus inflammatoires. La stase lymphatique est responsable d'un œdème lymphatique. Le lymphœdème est selon lui une pathologie inflammatoire.
Toutefois, actuellement, nous savons que le traitement anti-inflammatoire n'a pas démontré la réversibilité du lymphœdème. En 1855, il suggère que « *toute cellule provient d'une autre cellule* ». En 1856, il revient à Berlin et prend en charge la chaire de professeur ordinaire de pathologie, nouvellement créée, et, en même temps, il

retrouve son ancien service de dissection à la Charité où il demeure 46 ans jusqu'à sa mort.
Il développe une collection de cas pathologiques et, dès 1899, celle-ci siège au musée pathologique anatomique nouvellement construit. C'est aujourd'hui le musée historique de médecine de Berlin à l'hôpital de la Charité.
En 1858, il publie sa théorie de la pathologie cellulaire d'après laquelle les maladies ont leurs origines dans des altérations des cellules du corps. Cette découverte lui apporte une renommée mondiale. En outre, il travaille comme historien de la médecine et publie dans plusieurs revues.
Le 4 janvier 1902, rue de Leipzig, en sautant du tramway encore en marche et en se rendant à une réunion de la Société de géologie, Virchow se brise le col du fémur. Sa santé périclite. Il meurt à Berlin huit mois après l'accident, le 5 septembre 1902. Son monument funéraire se trouve dans le vieux cimetière à Berlin–Schöneberg.

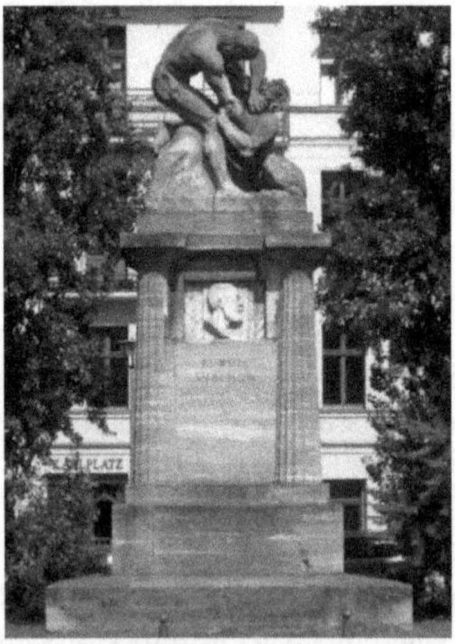

Monument de Rudolf Virchow, selon l'œuvre de Fritz Klimsch
à Berlin, sur la Karlplatz, © Michel A. Germain.

Virchow a travaillé aussi comme hygiéniste et a conseillé les gouvernements lors d'épidémies. L'assemblée des naturalistes et des médecins allemands a étudié la question des eaux usées et son association scientifique a planifié l'aménagement d'un tout-à-

l'égout et d'un approvisionnement en eau potable dès les années 1870.
Virchow a été un médecin pathologiste et un homme considéré comme l'un des fondateurs de l'anatomie pathologique moderne. Il a effectué l'essentiel de sa carrière à l'hôpital de la Charité de Berlin et il s'est fait le promoteur d'une médecine strictement orientée vers les sciences naturelles.
Il a été un homme politique représentant le parti progressiste allemand. De 1880 à 1893, il est devenu membre du Reichstag.

. WILLIAM SCHWANN (1810-1882)
Il a précisé que les capillaires lymphatiques sont composés de cellules.

. FREDERICK BANCROFT (1834-1903)
Bancroft est né le 25 mai 1834 et mort le 17 janvier 1903. Il est né dans le Connecticut. Il a étudié à l'Académie du Massachusetts et au séminaire de Charlottesville à New York avant de pratiquer la médecine à l'Université de Buffalo où il a été nommé docteur. Il vient à Colorado le 1er juin 1866. Il est chirurgien durant la guerre civile avant de rejoindre le Colorado où il est alors considéré comme l'un des meilleurs médecins selon le journal américain *San Francisco Chronicle.* En 1870, lui et la Denver Medical Association créent le système de santé à Denver au Colorado pour améliorer la santé de ses citoyens.
En 1870, la tuberculose devint une maladie courante dans la cité.
En 1876, Bancroft devient le premier président du Colorado's State Board of Health. Il a été professeur à l'Université de Denver et au Colorado Seminary Medical Department en 1881. Il prend des mesures de santé publique pour prévenir les maladies qui sont transmissibles et surtout celles issues de la prostitution pour réduire la syphilis. Bancroft a compris l'importance de pasteuriser le lait à la ferme. Il a écrit des articles à propos du climat et sur les maladies dépendant du climat. Il effectue des recherches pour savoir à quelle altitude les enfants se développent le mieux mentalement et physiquement. Il démontre que les lymphœdèmes parasitaires existent. Il réussit à prouver que le lymphœdème se traduit par une hypertrophie de la peau et du tissu sous-cutané. Il conclut que cette augmentation de volume de la peau est en relation avec les troubles locaux de la

circulation. Il responsabilise alors les inflammations chroniques des vaisseaux sanguins et lymphatiques. L'évolution et l'aggravation de l'affection sont en rapport, selon lui, avec des poussées d'éléphantiasis qui se reproduisent à intervalles irréguliers. Bancroft est décédé d'insuffisance cardiaque à San Diego en Californie en 1882.

. MORIZ KAPOSI (? -1902).

Kaposi est de nationalité allemande. Il est né en Hongrie et il décède en 1902, à Vienne en Autriche. C'est un médecin hongrois et un dermatologue. En 1855, Kaposi débute ses études de médecine à l'Université de Vienne et obtient son doctorat en 1861. Sa thèse sur *Dermatologie et Syphilis* en 1866 apporte une importante contribution dans le domaine de la dermatologie. Il est nommé professeur à l'Université de Vienne en 1875 et, en 1881, il est nommé membre du bureau de la direction du Vienna General Hospital et est directeur de la clinique des maladies de la peau.

Dans son traité sur les maladies de la peau, il fait une longue place à la description de l'éléphantiasis. Selon lui, l'éléphantiasis, qui est un nom commun féminin, se traduit par une hypertrophie de la peau et du tissu sous-cutané. Il met cette augmentation de volume en relation avec les troubles locaux de la circulation. Il étudie les inflammations chroniques des vaisseaux sanguins et des lymphatiques. Selon Kaposi, cette affection se développe de façon préférentielle aux membres inférieurs. Elle est plus volontiers unilatérale et distale, localisée au niveau du pied et de la jambe, mais la cuisse peut être atteinte.

D'autre part, les formes bilatérales existent. Cette réalité est prouvée par une atteinte génitale masculine affectant les bourses et le pénis, et, chez la femme, les grandes et petites lèvres, et le clitoris. À cette époque, on observe que les formes atteignant le membre supérieur et le visage sont exceptionnelles. Il écrit que « *les grosses jambes* » sont parfois en relation avec une filaire, des lymphangites chroniques, des obstructions lymphatiques ou sont les complications d'une insuffisance veineuse. L'éléphantiasis forme selon lui un tableau clinique ayant plusieurs étiologies. Kaposi montre dans cette description le tableau d'éléphantiasis congénital. Il décrit également le tableau de lymphœdème secondaire du membre supérieur par obstruction ganglionnaire du creux axillaire, lorsqu'il existe un cancer du sein.

Un de ses élèves, en 1887, Pierre-Gaston-Léon-Jean Taroni publie sa thèse de médecine à Bordeaux sur *L'étude de l'éléphantiasis du scrotum des indigènes de la Nouvelle-Calédonie et des îles environnantes.* Il fait référence dans son travail à tous les auteurs précités. L'engorgement du système lymphatique par obstruction provoque sa dilatation en amont de la zone de blocage. Taroni décrit l'apparition d'un œdème blanc et mou, puis progressivement dur. Il démontre à son tour, comme d'autres auteurs précédents, son traitement par une chirurgie de résection. Avec son parent Ferdinand Ritter von Hebra, Kaposi termine le livre *Lerbuch der Hautkrankheiten in Vorlesungern für praktischer Ärzte und Studierende (Pathology und Therapy of the skin).* Il a décrit la xérodermie pigmentosum, une maladie génétique. Kaposi est le premier à étudier le lupus érythémateux.
Il a insisté sur l'avantage de l'examen histologique dans le diagnostic des maladies dermatologiques. En 1872, son nom entre dans l'histoire de la médecine lorsqu'il décrit pour la première fois le sarcome de Kaposi, un cancer de la peau, qu'il montre chez cinq hommes. Il le nomme d'abord sarcome idiopathique multipigmenté. Plus d'un siècle plus tard, la description de cette maladie chez des hommes gay à New York et à San Francisco aux États-Unis, permet la description d'une nouvelle maladie appelée AIDS ou SIDA. Le sarcome de Kaposi est le cancer le plus décrit dans l'Afrique subsaharienne notamment.

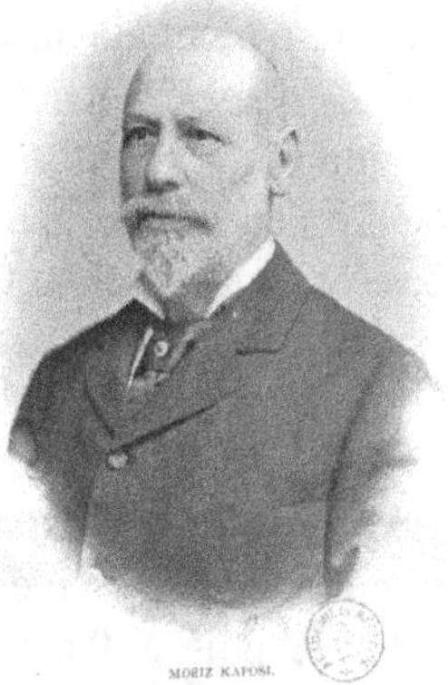

Moritz Kaposi,
© Bibliothèque de l'Académie nationale de Médecine.

Moritz Kaposi est considéré comme un des grands maîtres de l'École de dermatologie de Vienne. C'est un clinicien renommé et un enseignant de talent. Il devient le patron de l'École de Vienne de Dermatologie après le décès de Hebra en 1880. Il a réalisé huit travaux scientifiques majeurs. Il a écrit plus de 150 livres et articles.
En 1881, Moritz Kaposi donne une description clinique précise du lymphœdème du membre inférieur. Les orteils sont noyés dans l'œdème du pied et celui-ci s'élargit. L'œdème prend le godet au début. L'aspect du dos du pied est modifié. Des sillons cutanés transversaux barrent l'articulation tibio-tarsienne et les gouttières rétromalléolaires se comblent.
La peau prend des aspects différents. Soit elle reste lisse et c'est l'éléphantiasis glabre, soit elle devient rugueuse et c'est l'éléphantiasis tubéreux. Dans d'autres cas, la peau se recouvre de verrues. Moritz Kaposi décrit des formes d'éléphantiasis circonférentielles ou sous forme de traînées de lymphœdème.
Kaposi a réalisé la description clinique de ces lésions, puis celle des atteintes et des modifications des éléments du tissu sous-cutané. Il décrit des canaux lymphatiques dilatés. Teichman précise l'atteinte lymphatique : c'est une dilatation ampullaire des vaisseaux lymphatiques remplis de lymphe. Il rapporte aussi les travaux d'autres auteurs qui différencient l'œdème par obstruction mécanique veineuse de celui qui est inflammatoire.
Il semble que le terme « *d'œdème lymphatique* » apparaît pour la première fois dans le vocabulaire médical et il est décrit par Rudolf Virchow. La description faite par cet auteur est actuelle. Il précise que la présence des sérosités associées à celle des globules blancs dans le tissu interstitiel entraîne une néoformation hypertrophique de tissu conjonctif. Dès 1881, cette notion apparaît dans la littérature médicale. Le lymphœdème est compris comme étant souvent secondaire à une réaction infectieuse touchant le système lymphatique.

. JACQUES LISFRANC (1790-1847).
Jacques Lisfranc est né le 2 avril 1790. Il est médecin, gynécologue et chirurgien. Il naît dans une famille de médecins et poursuit des études de médecine à Lyon, puis à Paris sous la direction de Dupuytren. En 1813, il est reçu médecin. Il entre très jeune au service de santé des Armées et participe à la dernière campagne d'Allemagne. Il se fixe définitivement à Paris en 1814 pour

enseigner la chirurgie. Il devient chirurgien en chef de la Pitié en succédant à Pierre-Augustin Béclard. Il obtient une grande renommée pour ses cours de médecine opératoire et il acquiert une importante clientèle. Il est l'un des pionniers pour certaines interventions, dont l'ablation du rectum et l'amputation du col de l'utérus. Lisfranc est membre de l'Académie royale de médecine depuis sa fondation et il en est son président en 1835. Il succombe à l'âge de 57 ans à une « angine couenneuse », pseudo-membraneuse compliquée d'une fièvre pernicieuse. Il est décédé le 13 mai 1847. Il a pratiqué le drainage du lymphœdème à l'aide d'aiguilles creuses. Son nom reste attaché à deux procédés de son invention, l'un pour désarticuler l'épaule en 35 secondes, l'autre pour amputer le pied dans son articulation tarso-métatarsienne dite articulation de Lisfranc, afin de laisser à l'amputé une large base de sustentation et pouvoir marcher en appui bipodal. La première procédure chirurgicale pour le lymphœdème a été réalisée par Jacques Lisfranc en 1841. Ses efforts pour drainer le lymphœdème avec des aiguilles creuses ont connu de petits succès.

En 1852, Cornochan propose la ligature de l'artère iliaque. Il n'a pas eu le succès qu'il attendait. Cette intervention a entraîné la nécrose du membre inférieur.
En 1908, la lymphangioplastie est utilisée pour traiter le lymphœdème. Le drainage lymphatique par l'implantation de mèches de soie sous-cutanées a été essayé chez une patiente après mastectomie et curage ganglionnaire. L'observation ultérieure révèle que ce résultat a duré seulement quelques mois. Le but de ces implants était de créer des mèches capillaires pour faciliter le drainage de la lymphe et favoriser la régénération de nouveaux vaisseaux lymphatiques. Malheureusement, la plupart de ces essais ont été des échecs dus à un taux élevé d'infection et d'expulsion du matériel.

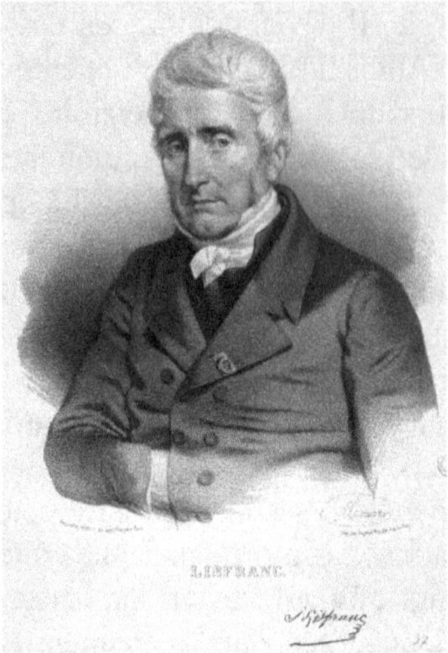

Jacques Lisfranc,
© Bibliothèque de l'Académie nationale de Médecine.

Les implants ont entraîné une grande quantité de fibrose autour du matériel prothétique. D'autres chirurgiens ont essayé une variété importante de matériel implanté incluant les mèches de nylon, de fascia, de caoutchouc et de tubes plastiques avec les mêmes échecs. Plus récemment, l'utilisation de multifilaments de Téflon (polytétrafluoroéthylène) a été employée en raison de leur faible réactivité. Cette technique dont ont bénéficié seize patientes a montré ses limites et un bénéfice modéré sur une durée moyenne de treize mois. Toutefois, les complications sont minimes. Les avantages sont la simplicité et un minimum de cicatrice à la surface de la peau. C'est une alternative raisonnable pour ceux qui ont une espérance de vie limitée.

XXe siècle

. HENRY MEIGE (1866-1940)

Henry Meige est né le 11 février 1866 et il est mort le 29 septembre 1940 à 74 ans. Il a fait ses études de médecine à Paris où il est l'élève de Charcot et l'un de ses derniers internes. En 1889, il réalise la description des modifications histologiques de l'insuffisance lymphatique. Il obtient son doctorat en 1893, l'année de la mort de Charcot. Il exerce ensuite à la Salpêtrière et à l'École des Beaux-Arts où il est nommé professeur d'anatomie artistique en 1920, comme Paul Richet, un autre élève de Charcot, l'avait été avant lui. Avec Édouard Brissaud (1852-1909), il s'intéresse aux déformations squelettiques de l'acromégalie. Il conclut que le gigantisme des adolescents et l'acromégalie de l'adulte sont deux manifestations différentes d'un même désordre endocrinien. Durant la Première Guerre mondiale, il mène des études sur les neuropathies périphériques en collaboration avec Pierre Marie (1853-1940). Henry Meige est surtout connu pour ses travaux sur les désordres du système extrapyramidal. En 1902, il publie avec Eugène Feindel ses découvertes sur les troubles moteurs, le blépharospasme et les tics. À la différence de Charcot, Meige affirme que les désordres extrapyramidaux sont des manifestations d'altérations pathologiques situées en dehors des voies pyramidales. Il a décrit les modifications histologiques du lymphœdème. Henri Meige est un neurologue français, élève, puis collaborateur de Jean-Martin Charcot à qui l'on doit la description du blépharospasme et de la dystonie orofaciale à laquelle il a donné son nom (syndrome de Meige). Il a été membre de l'Académie de médecine. Il publie dans la presse médicale la « *Dystrophie œdémateuse héréditaire ou trophœdème familial* ». Il décrit le cas d'une jeune fille de 17 ans ayant consulté en 1898 pour un œdème d'un membre inférieur, anomalie congénitale qui a été retrouvée dans la famille depuis plusieurs générations. Henry Meige laisse le souvenir d'un médecin ayant une grande sensibilité artistique. Il est connu pour délaisser les conférences et les discussions lors des congrès médicaux parce qu'il préfère visiter les musées d'art de villes comme Madrid, Bruxelles et Londres. La conception de Henry Meige en 1889 sous-entend qu'il existe un problème neurologique. En fait, il s'agit d'une origine génétique. En 1893, des descriptions de lymphœdème post-infection apparaissent.

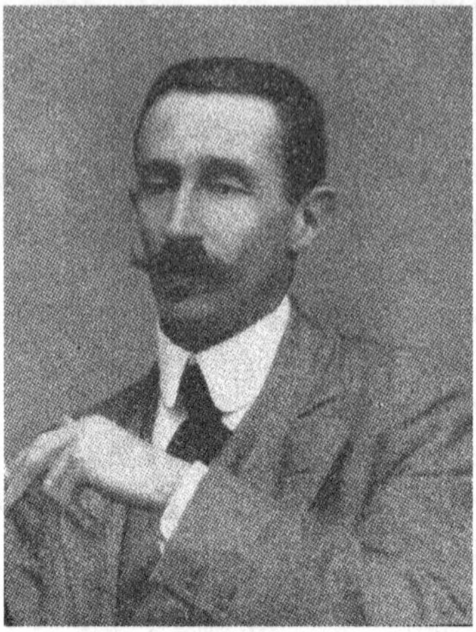

Henry Meige,
© Bibliothèque de l'Académie nationale de Médecine.

En 1893, de Brun publie *Maladies des pays chauds, maladies de l'appareil digestif, des lymphatiques et de la peau.* Selon lui, les lymphangites des pays chauds sont fréquentes à la Réunion et au Brésil. Ainsi, certains décrivent une forme appelée « érysipèle de Rio ». Un accès fébrile est le début de la maladie avec une température à 40 °C, voire à 41 °C, accompagnée de signes généraux comme des vomissements et de la diarrhée. Ces accès se reproduisent pendant plusieurs jours et font confondre ces épisodes infectieux à des poussées de paludisme. L'évolution des lymphangites est soit la guérison, soit le passage à l'état chronique avec un œdème cyanosé et des réactions infectieuses récidivantes pouvant provoquer la mort avec le passage de germes dans le sang, aboutissant à une septicémie. Cette évolution mortelle existe en raison de l'absence d'antibiothérapie. La même année, de Brun, en cas du passage à un état chronique de la maladie, précise : « *Bientôt le tissu interstitiel devient le siège d'une prolifération embryonnaire dont les éléments, en parvenant à l'état adulte, donnent aux tissus une résistance spéciale* ».

Griffon, en 1906, quant à lui, décrit un cas rapporté par Földi. Un marin développe un lymphœdème du membre inférieur après une morsure de poisson suivie par des crises multiples d'érysipèle. Griffon précise que ce cas ne peut pas être expliqué par une diminution de la circulation veineuse ni une modification du système nerveux.

. WILLIAM HALSTED (1852-1922)

Halsted est né à New York le 23 septembre 1852 et il est décédé en 1922, à Baltimore. Diplômé du collège de Yale, il s'inscrit à la Faculté de médecine et de chirurgie de l'Université Columbia. Il obtient son doctorat en médecine en 1887. Il entre comme médecin stagiaire à l'hôpital presbytérien de New York. Il y introduit l'usage de la feuille de suivi avec température, pouls, rythme respiratoire du patient. Il part ensuite pour l'Europe, à Vienne plus exactement, auprès de chirurgiens renommés comme Edouardo Bassini, Theodor Billroth, Hans Chiari, Jan Mikulicz-Radecki, Richard von Volkmann, Emil Zuckerkandl. Il s'inspire de leur pratique : se laver les mains avant les opérations, désinfecter la peau des patients avec des antiseptiques, réaliser l'hémostase des vaisseaux pour éviter les hémorragies. Il ramène ces usages avec lui aux États-Unis. Il revient à New York en 1880 et il mène une activité énergique. C'est un professeur populaire qui inspire ses élèves. En 1882, il réussit une des premières opérations de cholécystectomie sur sa propre mère, en opérant sur une table de cuisine à deux heures du matin. En 1884, il lit un rapport de Karl Koller sur l'action anesthésiante de la cocaïne instillée dans l'œil. Il comprend l'importance du phénomène. Avec des collègues médecins, il expérimente la cocaïne selon la méthode apprise en Europe. Cette substance en injection produit un effet anesthésique efficace et sûr. Après usage sur lui-même, il s'intoxique à la cocaïne et doit suivre une cure de désintoxication au sanatorium à Providence dans Rhode Island. On essaie de le sevrer en lui administrant de la morphine. En fait, Halsted devient dépendant aux deux drogues. Cependant, il continue à exercer comme chirurgien et médecin. Il se rend alors à Baltimore dans le Maryland à l'hôpital Johns-Hopkins. En 1889, il devient le premier directeur du département de chirurgie. En 1890, il est nommé chirurgien-chef et devient professeur de chirurgie en 1892. Il inaugure le système de la résidence de chirurgie. Elle commence par un internat, se poursuit par six années d'assistanat et s'achève par deux ans de pratique opératoire. Halsted aura des résidents et de nombreux chirurgiens réputés comme élèves : Harvey Cushing, Walter Dandy, pionniers en neurochirurgie et en urologie.

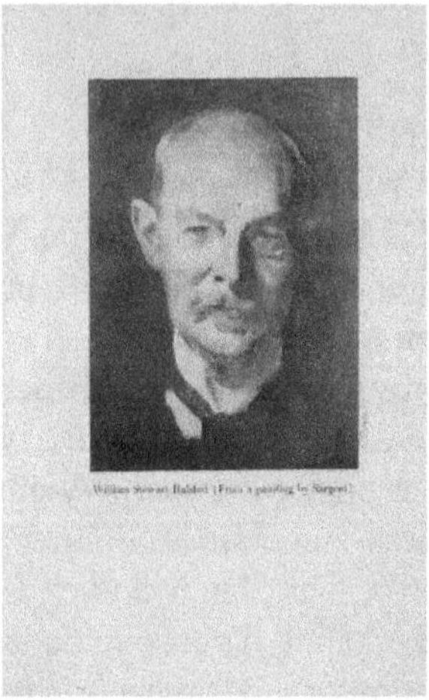

Portrait de William Stewart Halsted. Portrait par Sargent, © BIU Santé.

Halsted est le premier à pratiquer l'hémostase rigoureuse, la dissection anatomique, le respect des tissus à manipuler avec douceur, la stérilisation, la suture des plaies, la manipulation douce des tissus. Surtout, il effectue la première mastectomie radicale pour cancer du sein avec curage ganglionnaire. On lui doit la description d'un des premiers traitements chirurgicaux radicaux du cancer du sein en 1896. Il publie un article sur les séquelles de cette chirurgie. Il décrit les éléphantiasis du membre supérieur qui affectent les survivantes de cette chirurgie. Ces œdèmes sont énormes. La participation lymphatique ne fait pas de doute et nous savons que l'évidement ganglionnaire du creux axillaire pour les curages ganglionnaires provoque un œdème veineux. Le pelage chirurgical des nœuds (ganglions) lymphatiques axillaires le long de la veine induit un phlebœdème avec sténose des vaisseaux. Halsted introduit la chirurgie de la thyroïde, de la vésicule biliaire, des hernies, des anévrismes veineux et artériels. Il met au point avec le fabricant de pneumatique Goodyear Rubber Company les gants chirurgicaux en

latex pour son infirmière Caroline Hampton qui a souffert d'ulcérations cutanées et d'eczéma à la suite de la désinfection des mains. De plus, Halsted a été un professeur remarquable et ses élèves appartiennent à l'élite de la chirurgie américaine. Halsted est un des pionniers de l'asepsie, de l'anesthésie chirurgicale. Il a été l'un des « quatre grands » médecins fondateurs de l'hôpital Johns-Hopkins. Il a apporté de très nombreuses contributions à la chirurgie comme l'usage des anesthésiques locaux et des gants de caoutchouc. Il a inventé un grand nombre de procédés opératoires importants. Son influence a été importante : il a amélioré les rapports avec le patient. En effet, les chirurgiens avaient tendance à oublier la personne réelle et sensible du patient sur la table d'opération. Halsted a changé tout cela. Il a fait remarquer que ce n'est pas parce que les tissus se taisent quand on les manipule qu'ils ne souffrent pas ni ne meurent pas. Il a étudié le pouvoir de récupération naturelle du corps et il a montré comment on peut s'en servir pour aider le patient. Il a mis en garde contre les audaces téméraires et il a enseigné que le chirurgien ne doit au contraire s'avancer qu'avec circonspection. Bien que privé de foi, il a rendu son sens au mot ancien d'Ambroise Paré : « *Je le pansay, Dieu le guérit* ».
Les principes développés par Halsted sont des règles de pratique chirurgicale touchant à l'asepsie, à l'hémostase et à la manipulation des tissus. L'opération de Halsted est la mastectomie radicale pour cancer du sein. Un des procédés essentiels de Halsted est la herniorraphie de la hernie inguinale. Sa suture privilégiée est la suture sous-cutanée. La pince moustique (mosquito forceps) de Halsted est une pince hémostatique courbe et très fine.

. Félix Marie Louis Lejars (1863-1932)
Lejars est né en Eure-et-Loir en 1863. Il est mort en 1932 à Paris. En 1882, il est externe des hôpitaux de Paris, interne en 1884, chirurgien en 1891. En 1899, il est chef de service à la maison de santé municipale à l'hôpital Tenon, puis à l'hôpital Saint-Antoine en 1906. À partir de cette date, il demeure et vit à l'hôpital. Professeur à la clinique chirurgicale de la Faculté de Paris, il est membre de la Société de chirurgie. Médecin principal de 1re classe, il est, en septembre 1917, au poste avancé de Beaurieux et, plus tard, en Italie, à la prise du mont Toba. La croix de guerre lui est décernée.

Il a écrit plusieurs ouvrages, dont le *Traité de chirurgie d'urgence* publié à de nombreuses éditions et traduit dans plusieurs langues.

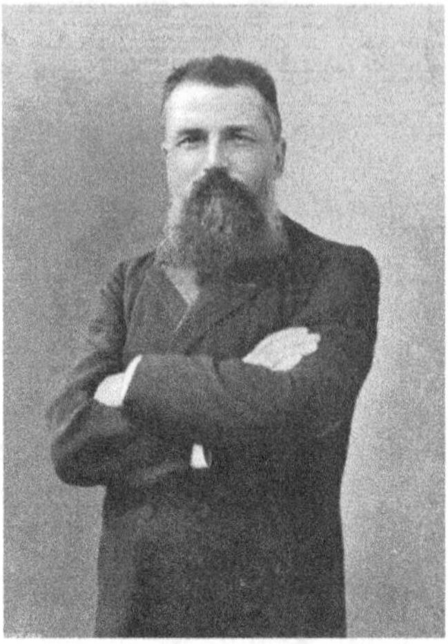

Félix Lejars,
© Bibliothèque de l'Académie nationale de Médecine.

Après la guerre de 1914-1918, Lejars est nommé professeur de clinique chirurgicale à l'hôpital Saint-Antoine dans le service qu'il a occupé dès 1906, mais qu'il réorganise dans le but de l'adapter à l'enseignement des stagiaires auquel il se consacre alors tout entier. Il reçoit plusieurs titres d'hommages : membre de l'Académie de médecine en 1924, puis commandeur de la Légion d'honneur. Il décède à Paris en 1932.

. EMMANUEL KONDOLÉON (1879-1940)
par le Dr Xavier Riaud & le Pr Michel A. Germain
Notre époque est caractérisée par les progrès rapides dans le traitement intéressant de nombreux domaines médicaux. Déjà, en 1892, Marcille et Poirier injectent du bleu de Prusse dans les lymphatiques. Parmi les chirurgiens grecs, Emmanuel Kondoléon (1879-1940) domine par sa créativité. Sa personnalité scientifique brillante, son enseignement et ses publications excellentes font de lui un distingué professeur de pathologie chirurgicale. Au début du XXe siècle, peu de choses sont connues sur le lymphœdème et spécialement sur son traitement. Emmanuel Kondoléon est arrivé

avec sa technique originale qui a amélioré le traitement chirurgical du lymphœdème pendant plus de 50 ans. Le procédé de Kondoléon inclut l'excision du fascia avec l'excision partielle des tissus hypertrophiques. Son histoire fabuleuse est un grand exemple de l'histoire médicale et a inspiré les générations futures de médecins. De nouvelles voies de dérivation lymphatique sont décrites par ce chirurgien. En 1912, les observations faites par Kondoléon en dix ans, depuis l'introduction des larges excisions aponévrotiques pour le traitement des œdèmes lymphatiques, permettent une analyse et une mise au point précises de cette pathologie. À l'issue de ses constatations, trois questions sont apparues :

. les grandes excisions de l'aponévrose constituent-elles un traitement radical ?

. l'ouverture d'une large communication entre les couches sous-dermiques et les muscles correspond-elle à la création d'une voie nouvelle et durable de circulation lymphatique ? Ou bien s'agit-il simplement d'une absorption massive de lymphe stagnant dans les tissus malades ?

Il répond : « *Il ne se fait en aucun cas une restitution ad integrum. Il s'agit dans la grande majorité des cas d'une diminution notable de l'œdème avec restitution du fonctionnement des membres. La guérison complète ne se manifeste que dans les cas de début de l'affection, sans sclérose, où l'œdème n'existe pas depuis de longues années.* »

L'amélioration est-elle due à une résorption massive de la lymphe stagnante ou bien à la création d'une nouvelle circulation lymphatique ? Il s'agirait plutôt selon Kondoléon de l'apparition de nouvelles dérivations lymphatiques se dirigeant des tissus sous-dermiques vers le centre de la circulation des membres.

Ainsi, les résultats selon Kondoléon ne sont pas aussi brillants qu'ils en ont l'air, quand l'œdème diminue immédiatement après l'opération. Jusqu'en 1900, on est satisfait du résultat pour les œdèmes lymphatiques chroniques. L'étude des cas opérés et publiés par les différents médecins pourrait donner la réponse aux questions sur la chirurgie du lymphœdème. Voici quelques observations.

En 1913, Lejars décrit le cas d'une femme de 40 ans présentant depuis dix ans un œdème chronique au membre inférieur droit. Lejars fait l'excision d'une partie de l'aponévrose profonde de ce membre. Une amélioration notable est observée sans pouvoir parler

de guérison. D'autres interventions chez des malades du même type se succèdent, avec des protocoles qui évoluent, et sont relatés comme autant d'observations.
En 1913, Boecker, de son côté, a opéré une femme de 58 ans ayant un œdème lymphatique de tout le membre supérieur gauche après une amputation du sein gauche et un curage axillaire. Chez cette femme, la circonférence était de 38 cm au milieu du bras, de 34 cm sur l'avant-bras et de 24 cm sur la main.
Après l'excision d'une bande aponévrotique longue de 15 cm et large de 4 cm au bras, l'œdème diminua à 35 cm au bras et 33 cm à l'avant-bras et 23 cm à la main. Cette amélioration s'est maintenue deux mois après l'opération.
La même année, l'observation de Matas se rapporte à une femme de 46 ans, souffrant depuis 14 ans d'un éléphantiasis invétéré du membre inférieur droit survenu à la suite d'accès d'érysipèle.
Le résultat des ablations aponévrotiques a été satisfaisant et l'amélioration s'est maintenue 5 mois après l'opération.
En 1914, Royster pratique aussi les excisions aponévrotiques chez un mulâtre de 23 ans qui, après une inflammation de la jambe droite, a présenté un éléphantiasis s'étendant du genou aux malléoles. La circonférence de la jambe qui mesure 44 cm diminue de 10 cm après l'excision de larges bandes aponévrotiques. Ce résultat persiste quatre mois après l'opération.
En 1915, Strasser publie un cas concernant une femme de 50 ans ayant remarqué depuis 10 ans un œdème du membre inférieur gauche augmentant peu à peu et finit par constituer un éléphantiasis important de tout le membre. Par l'excision de grandes parties aponévrotiques au moyen de deux longues incisions à la cuisse et à la jambe, l'œdème a diminué considérablement, mais la malade n'a pas été suivie, on ne peut pas juger des résultats éloignés.
La même année, Hill a opéré deux cas. Dans le premier cas, il s'agit d'un éléphantiasis du scrotum et du pénis à la suite d'une extirpation totale des ganglions inguinaux, et, dans le second cas, d'un éléphantiasis typique du membre inférieur gauche chez un Africain de 40 ans. Contre l'œdème du scrotum, il pratique en plus de larges incisions et l'ablation d'une grande partie de la peau. Dans les deux cas, le résultat immédiat a été bon, mais rien n'est signalé sur leurs suites éloignées.

En 1918, Sistrunk décrit trois opérations à la clinique Mayo à Rochester (USA). La première malade, âgée d'un an, présente un éléphantiasis congénital du membre inférieur. Après avoir tenté sans succès la méthode de Handley, on a pratiqué de larges excisions aponévrotiques par deux longues incisions, à la face interne et externe du membre. L'œdème s'est réduit considérablement. L'amélioration a continué six mois après l'opération. Le deuxième cas se rapporte à une femme de vingt ans qui a présenté un œdème lymphatique chronique de tout le membre supérieur gauche à la suite d'une inflammation de vaccine. L'opération avec excision aponévrotique a permis une grande amélioration, dont la durée n'est pas précisée dans cet article. Le troisième cas est celui d'une femme ayant un œdème lymphatique du bras gauche survenu après l'évidement de l'aisselle pour un cancer du sein. Par deux longues incisions à la face externe et interne du bras et de l'avant-bras, l'aponévrose a été excisée en partie et l'œdème a régressé. Cette amélioration a duré deux mois et demi après l'opération.
En 1920, Thomas Green, dans un cas d'éléphantiasis avancé du membre inférieur droit, développé à la suite d'un accès d'érysipèle, modifie la méthode initiale de Kondoléon en excisant non seulement l'aponévrose, mais aussi une bande rhomboïde (losange) de peau d'une largeur de 3 cm en travers de doigt sur toute la longueur de l'incision. Le résultat est bon, mais sa durée d'observation n'est pas précisée. L'observation de Barber concerne un ouvrier de 34 ans présentant un œdème lymphatique du bras et de l'avant-bras droit à la suite d'un phlegmon guéri depuis longtemps. Ce malade a été opéré à deux reprises en deux mois. D'abord à la partie interne et, puis, à la deuxième opération, à la face externe de l'avant-bras, il effectue une excision aponévrotique. La guérison se maintient complète six mois après la seconde intervention. La circonférence de l'avant-bras opéré est alors égale à celle du côté sain.
En. 1921, Haubenreisser publie à plusieurs intervalles quatre cas de lymphœdème des membres inférieurs. Dans le premier cas, l'œdème augmente de 5 cm après l'opération, mais les douleurs disparaissent et la capacité de travail a été rétablie. Dans le deuxième cas, la diminution de l'œdème au cou-de-pied atteint 3,5 cm. Enfin, le troisième cas présente une différence de diamètre de 4 cm, à la suite de l'intervention. Le quatrième cas n'est pas documenté.

En 1921, Mauclaire rapporte à la Société de chirurgie de Paris les bons résultats qu'il a obtenus en appliquant cette méthode dans les cas d'œdème lymphatique des membres supérieurs, survenus à la suite de l'extirpation des ganglions axillaires. Au moyen d'incisions en L prolongées jusqu'à la région thoracique en avant et scapulaire en arrière, il obtient une dérivation lymphatique suffisante.
En 1922, Caprioli décrit un cas d'œdème lymphatique du membre supérieur droit, guéri au moyen de larges excisions de l'aponévrose faites en deux séances. À la seconde intervention, il laisse les lèvres de l'excision de l'aponévrose grandes ouvertes et obtient un bon résultat ce que démontrent les photographies prises avant et après l'opération. Dans toutes les observations citées plus haut, le temps écoulé depuis l'intervention a été trop court pour permettre une conclusion définitive sur les résultats éloignés de l'opération.
En 1923, Lefebvre, dans une étude très documentée sur le traitement chirurgical de l'éléphantiasis des membres, rapporte tous les cas publiés jusqu'à ce moment et ajoute une intéressante observation personnelle d'œdème lymphatique chronique de deux membres où l'on applique dans la même séance la méthode de Walther à droite et celle de Kondoléon à gauche. Le procédé de Walther consiste dans l'introduction d'un tube en caoutchouc traversant l'aponévrose profonde et allant des parties malades aux tissus sains. Les mensurations de la circonférence des membres prises avant et après l'intervention montrent que l'amélioration a été égale des deux côtés.

De l'année 1912 à 1922, Kondoléon a eu l'occasion d'opérer 20 malades d'un œdème lymphatique chronique, accompagné d'un état éléphantiasique plus ou moins marqué. Sur ces 20 cas, 24 interventions ont été réalisées. En effet, il a opéré un malade trois fois, deux autres malades deux fois chacun, pour obtenir un résultat satisfaisant et durable.
1912. Voici quelques cas caractéristiques, que Kondoléon a pu suivre longtemps après l'opération.
Le premier cas est celui d'une femme de 44 ans, souffrant dès l'âge de 14 ans d'un œdème lymphatique des deux jambes, s'étendant du genou aux orteils. Cet œdème s'est développé graduellement, pendant une période de trente ans à la suite d'attaques répétées d'érysipèle. Chaque nouvelle attaque a eu pour effet une

augmentation de volume du membre, sans que la malade n'ait jamais observé une diminution spontanée de l'œdème. Elle a été opérée le 27 avril 1912. L'auteur a pratiqué l'excision de larges bandes aponévrotiques au moyen d'incisions multiples à la face externe et interne des deux jambes. L'œdème s'est réduit jusqu'à 12 cm et la malade a pu marcher librement après l'opération. La diminution de l'œdème a continué pendant deux ans, quant à la suite d'une nouvelle attaque de l'ancien érysipèle, l'œdème a reparu avec toute son intensité d'avant l'opération. Mais, cette augmentation de volume n'a duré que quelques jours. Après quoi, l'œdème lymphatique s'est résorbé spontanément, ce qui n'a jamais été observé durant les trente ans qu'a duré l'affection. Huit ans après l'opération, il a existé la même diminution de l'œdème et la femme a recouvré une marche libre sans aucune gêne. La durée de la guérison pendant huit ans et la disparition spontanée de l'œdème érysipélateux, survenu deux ans après l'opération, prouvent que, dans ce cas, les larges excisions de l'aponévrose ont créé une nouvelle et durable voie de circulation de la lymphe, retenue pendant trente ans.
Le second cas est celui d'un jeune homme de 17 ans présentant depuis douze ans un éléphantiasis de la jambe droite. Il a été opéré deux fois. À la première opération faite le 1er avril 1912, une simple incision de l'aponévrose profonde a été pratiquée. L'œdème a diminué, mais une certaine gêne a persisté encore pendant la marche. À la seconde opération pratiquée le 23 mai 1912, l'auteur a fait une large excision aponévrotique sur toute la longueur de l'incision de la peau. À la suite de cette dernière intervention, la guérison a été complète et s'est maintenue pendant deux ans.
Le troisième cas est celui d'un homme de 64 ans présentant un œdème lymphatique de la jambe droite consécutif à une ancienne tuberculose du genou guérie depuis longtemps. La guérison de la tuberculose s'est manifestée par une sclérose avancée de toutes les parties molles du genou, qui a empêché la circulation lymphatique du membre et a provoqué ainsi un œdème chronique. Après l'excision de larges parties de l'aponévrose à la face interne et externe de la jambe, on a noté une grande réduction de l'œdème jusqu'à 8 cm. Deux ans après, le membre est de nouveau augmenté de volume. L'état du malade est resté le même pendant quelques années.

Le quatrième cas est celui d'une femme mariée, âgée de trente ans. Dix ans auparavant, elle présente sans cause apparente un gonflement de tout le membre inférieur gauche, qui atteint le pli de l'aine. Elle a été opérée deux fois. La première opération a été faite le 2 juin 1912. À la suite d'excisions larges de l'aponévrose, l'œdème a marqué une différence de 13 cm au milieu de la jambe. Mais, quand la malade a recommencé son travail, l'œdème a reparu presque à son premier volume. Une seconde intervention analogue à la première, mais plus radicale a été faite le 22 octobre 1914. Par quatre incisions, deux à la cuisse et deux à la jambe, on a excisé de larges bandes d'aponévroses. Le résultat a été une réduction notable de l'œdème qui a persisté pendant six ans. Une nouvelle attaque de lymphangite a provoqué un œdème lymphatique qui s'est résorbé spontanément en quelques jours, comme celui de la première malade, après l'attaque de l'érysipèle. Cette guérison définitive a été constatée 8 ans après la première opération.
Le cinquième cas concerne un ouvrier de 32 ans présentant un œdème lymphatique du membre inférieur droit accompagné d'une infiltration des ganglions inguinaux correspondants. Le gonflement du membre a commencé neuf mois auparavant sans cause apparente. Cet homme a également été opéré deux fois. La première opération a eu lieu le 1er juillet 1915. Elle lui a apporté une amélioration de courte durée avec une différence de diamètre de 6-10 cm à la jambe et à la cuisse. Malheureusement, l'œdème a reparu lors de la reprise de la marche. Pour cette raison, une seconde intervention a été pratiquée le 10 février 1916. Deux ans après cette dernière opération, le malade peut marcher et travailler librement. Une diminution de 8 cm à la cuisse et de 4 cm à la jambe a été notée.
Dans quinze autres observations que Kondoléon a réalisées, au cours des 10 dernières années, certaines n'ont pas été suivies assez longtemps pour apporter des observations fiables sur les résultats escomptés. Dans la plus grande partie de ces cas, les suites immédiates ont été bonnes, l'œdème ayant régressé dans les cas de sclérose avancée de tous les tissus environnants. Malgré tout, il est réapparu après l'opération. La première et la quatrième des observations citées plus haut sont surtout intéressantes, car elles démontrent que les larges excisions créent vraiment de nouvelles voies de circulation lymphatique.

Références bibliographiques :

- Barber R. S., « The Kondoleon operation. Report of a case ». *Surgery, Gynecology and Obstetrics*, Jul. 1917, 104.
- Boecker W., « Zur operative Behandlung des chronischen Oedema ». *München med. Wpch.*, 1913 ; 32 : 1774.
- Caprioli N., « Su di ma modifica al methodo Kondoleon per la cura dell' elephantiasids degli arti ». *Rassegna International di Clinica e Terapoa*, 1922 ; 5.
- Green T., « Elephantiasis and the Kondoleon Operation ». *Annals of Surgery*. January 1920.
- Haubenreisser W., « Lymphdrainage bei Elephantiasis cruris ». *Centralbl. Für Chir.* 1921 ; 2 : 42.
- Hill A., « Elephantiasis ». *Surgery, Gynecology and Obstetrics*. Sept 1915, p. 334.
- Kondoléon E., « Die lymphableitung als Heilmittel bei chronischen Oedéma nach Quetshung ». *München Med. Woch*, 1912, 10.
- Kondoléon E. M. M., « Die operative Behandlung der elephantiasischen oedema ». *Centralbt für Chir.* 3 juillet 1912.
- Lefèvre Ch., « Le traitement chirurgical de l'éléphantiasis des membres ». *Journal de Chirurgie.* Avril 1923 ; 4 : 134.
- Lejars F., « Les interventions applicables aux œdèmes chroniques ». *Semaine médicale*. 15 janvier 1913.
- Matas R., « The surgical treatment of elephantiasis and elephantoid status ». *American Journal of Tropical Diseases*. 1913 ; 1 (1) : 60, 85.
- Mauclair H., *Bulletins des Mémoires de la Société de Chirurgie*. 19 juillet 1921, p. 1037 b.
-Royster H. A., « Elephantiasis and the Kondoleon operation ». *The Journal of the American Medical Association.* May 30, 1914.
- Savage R. C., « The surgical management of lymphedema ». *Surg Gynecol Obst*. 1985 ; 160 (3).
- Sistrunk W., « Elephantiasis treated by Kondoleon operation » From the Mayo Clinic. *Surgery Gynecolology and Obstetrics*. April 1918, p. 338.

Autres chirurgiens, lambeaux et perspectives - XXe siècle

En 1907, Ernst Goldmann fait des observations capitales sur le processus de l'angiogenèse dans la tumeur qu'il publie dans un article publié dans le journal anglais *The Lancet*. Pour visualiser le réseau capillaire nouvellement formé, il injecte un mélange d'huile de bismuth dans l'artère fémorale chez l'homme et il prend des images radiographiques. Il observe la présence d'une prolifération vasculaire au sein des tumeurs. Les images montrent comment les tumeurs attirent les vaisseaux en leur sein.
En 1930, Drinker, Sousa Pereira, Monteiro injectent des suspensions de graphite dans les collecteurs lymphatiques, puis du Lipiodol.
En 1933, Nakashima et Makoto font des études identiques.
En 1945, Servelle fait des injections rétrogrades.
En 1952, Kimmonth réalise la première lymphographie.
En 1962, Desprez réalise la première lymphoscintigraphie isotopique.

. JEAN-DANIEL PICARD (1927-2013)
Jean Daniel Picard divulgue la lymphographie en France, la mammographie et injecte le bleu patenté pour objectiver le ganglion sentinelle.

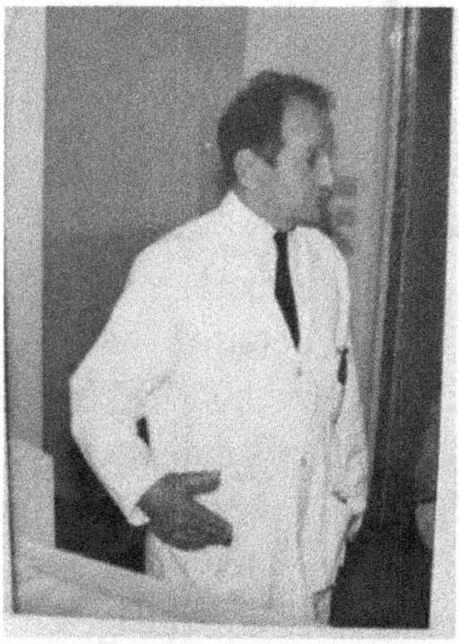

Jean Daniel Picard,
© Picard Claire.

Jean Daniel Picard étudie l'anatomie du système lymphatique et la circulation lymphatique. Étant un clinicien exceptionnel, il précise l'anatomie et la physiologie lymphatique du sein, des organes viscéraux, et des membres. Il utilise l'injection bipédieuse de produit de contraste. Il est un pionnier pour affirmer que le névraxe comportait une circulation lymphatique. Sur ce sujet, il a d'ailleurs montré une iconographie démonstrative. Il a publié de nombreux ouvrages sur le système lymphatique comme *Circulation lymphatique* aux Éditions médicales Pierre Fabre en 1994.

Au XXe siècle, la physiologie se développe. En 1960, Földi et Szabo précisent la physiologie lymphatique. De 1967 à 1983, Casley-Smith étudie la perméabilité capillaire et la microcirculation. De 1870 à 1980, Geneviève Hidden précise l'anatomie lymphatique et réalise des œdèmes expérimentaux. En 1976, Godart étudie la microcirculation lymphatique.

Depuis 2014, les connaissances sur les lymphatiques s'améliorent et se précisent. Les lymphœdèmes sont de mieux en mieux connus et décrits. Les lymphœdèmes primitifs sont dus à un dysfonctionnement du développement du système lymphatique. L'étiologie de ces cas est génétique. Ce sont en majorité des filles, à la puberté. Les lésions sont unilatérales. Le membre inférieur devient volumineux, gêne l'habillement et surtout le chaussage. Ces jeunes filles ne peuvent sortir ni s'adonner aux activités de leur âge. L'impact de cette affection sur la vie psychique et sociale est terrible. Parmi ces lymphœdèmes primitifs, certains sont congénitaux et d'autres se développent plus tardivement. Les lymphœdèmes secondaires sont distincts, car ils apparaissent chez des patients après une intervention chirurgicale lourde suivie parfois de radiothérapie (mastectomie, prostatectomie, hystérectomie avec curage ganglionnaire invasif, mais aussi après traitement de maladie, comme la maladie de Hodgkin). Les plus fréquents dans nos pays européens sont les lymphœdèmes post-thérapeutiques, donc secondaires. Le traitement des lymphœdèmes par moyens médicaux est le choix habituel, c'est-à-dire kinésithérapie, massages et bandages.
Les anatomistes français qui ont étudié les lymphatiques sont surtout :

. Henri Rouvière (1876-1952)

Il est né le 23 décembre 1876, en Lozère. Il est décédé le 26 décembre 1952. Il est médecin, anatomiste et professeur d'université. Il a travaillé pour la Faculté de médecine de Paris à partir de 1927. Il a été membre de l'Académie nationale de médecine. Sa publication en 1938 intitulée *Anatomie du système lymphatique* est une étude exhaustive avec présentation et classification des ganglions lymphatiques humains, et des régions de drainage qui leur sont associées. Le travail de Rouvière est la suite de la recherche fondamentale sur le système lymphatique menée par l'anatomiste Marie-Philibert Constant Sappey (1810-1896). D'autres ouvrages importants de Rouvière sont à noter : *L'anatomie humaine descriptive et topographique, Atlas aide-mémoire d'anatomie* et *Précis d'anatomie et de dissection.* Le ganglion de Rouvière a été baptisé ainsi en son honneur. Ce ganglion, le plus haut placé dans le groupe latéral des ganglions lymphatiques rétropharyngés, se trouve à la base du crâne. Rouvière a laissé son nom au musée d'anatomie de l'école de médecine de Paris, le musée Delmas-Orfila-Rouvière, et au collège Henri-Rouvière dans sa ville natale. Il a écrit plusieurs ouvrages philosophiques dans lesquels il a défendu le finalisme. Il écrit : « *Après avoir montré dans un traité d'anatomie générale, la part que prend le mécanisme aux origines des formes et des structures anatomiques, je me suis attaché dans la finalité dans l'évolution et dans vie et finalité, à prouver que l'évolution du règne animal est le résultat d'un mutationnisme dirigé, tendant au perfectionnement de plus en plus grand de l'organisation pour aboutir à l'homme, but et couronnement de l'évolution* ».

. Geneviève Hidden (1926-2016)

Elle est née en 1926. Elle obtient le titre de docteur en médecine en 1958 à la Faculté de médecine de Paris. Elle est immédiatement fascinée par l'anatomie : dissections, recherches, et enseignement de l'anatomie. Elle obtient le titre de chef de clinique de chirurgie en 1959 et est nommée professeur d'anatomie en 1969, à la Faculté de médecine de Paris et chirurgien d'hôpital en 1971. Elle a enseigné l'anatomie durant 30 ans à l'Université Paris-Ouest. Elle est devenue chef de service de chirurgie générale à l'hôpital de Poissy. Son activité chirurgicale est alors centrée sur la cancérologie. Son nom est attaché à une importante activité de recherche anatomique sur le système lymphatique du tractus digestif et pelvien, du poumon et du thorax. Son maître, le professeur André Delmas comprend l'opportunité et il lui donne la possibilité de recherches de grande qualité. En 1977, elle assiste au congrès européen d'anatomie à Basel. En 1979, elle décide de fonder le Groupement pour l'étude des lymphatiques, le GEL qui devient quelques années plus tard la Société européenne de lymphologie (ESL). En 1980, elle est proposée pour devenir membre fondatrice du comité exécutif. En 1983, elle organise le 4e congrès de lymphologie à Fribourg avec Michel et Ethel Földi, après qu'Albert Leduc, président fondateur, ait décidé d'élire la Pr Hidden présidente du GEL. Elle a été une excellente présidente avec une organisation scientifique de haut niveau à Bruxelles en 1984, puis à Porto en 1985 et à Montpellier en 1986. Elle quitte la présidence et fait nommer la secrétaire générale à ce poste.

. LIONEL ARRIVE ET GÉRARD MORVAN

Lionel Arrive et Gérard Morvan, radiologues spécialisés en IRM, ont apporté une importante contribution à l'étude des lymphatiques. Lionel Arrive est un médecin radiologue en poste au service de radiologie de l'hôpital Saint-Antoine à Paris.

Il publie 26 textes dont *Scanner pratique* en 2009, *IRM pratique* en 2009, *Guide d'imagerie abdomino-pelvienne* en 2004 et *Étude des contrastes des parenchymes de l'étage sus-mésocolique en imagerie par résonance magnétique* en 1984.

Le développement actuel du traitement chirurgical des lymphœdèmes en France est lié à l'activité de la professeur Corinne Becker à Paris.

. R. SAVAGE

À l'époque de R. Savage (1985), aucun traitement chirurgical n'apporte une cure efficace au lymphœdème. Lorsque la technique chirurgicale est choisie, ce sera après un essai de traitement médical. Quand les patients ont eu un échec de traitement non opératoire, ils demandent à être opérés pour différentes raisons :

. Détérioration de la fonction des extrémités, taille excessive et poids du membre entraînent une fatigue rapide ou une diminution de mobilité des articulations ;

. La douleur est souvent associée à une sensibilité excessive ;
. Des épisodes récidivants de cellulite et de lymphangite surviennent ;
. Des raisons esthétiques dominent, car la majorité des patientes porteuses d'un lymphœdème primaire sont de jeunes filles atteintes à la fois sur leur physique, sur la difficulté de mettre des vêtements modernes, mais aussi sur leur état psychologique. Ce sont des considérations importantes à prendre en compte chez ces jeunes adolescentes ;
. De plus le lymphangiosarcome est une complication rare, redoutable, mais souvent fatale du lymphœdème.
Une pléiade de techniques chirurgicales a été décrite pour le traitement du lymphœdème. Aucune n'est curative.
En 1985, R. Savage précise les notions basiques des lymphœdèmes. La classification est la suivante :
Les lymphœdèmes ont été classés soit primitifs, c'est-à-dire souvent congénitaux, soit idiopathiques, secondaires à des opérations ou à de la radiothérapie. Le type primaire des lymphœdèmes a été subdivisé en trois variétés majeures (congénital, lymphœdème parex et lymphœdème tarda). Par définition, le lymphœdème congénital est présent à la naissance.
Pour rappel, en 1890, si le lymphœdème est congénital et héréditaire, il a souvent été associé à la maladie de Milroy. Cette dernière forme de lymphœdème semble transmise par un caractère dominant sexuel. Il a été décrit en 1890. Le terme « maladie de Milroy » a été utilisé, cette affection est incluse au système de classification. La forme la plus habituelle de lymphœdème primaire est le lymphœdème praecox. Ce type est plus observé chez les filles dans la première et seconde décade de la vie. Après l'âge de 35 ans, le développement du lymphœdème est appelé lymphœdema tarda de façon inappropriée pour décrire une variété d'anomalies. Les trois types de lymphœdèmes primaires sont considérés comme des anomalies du développement lymphatique. L'âge d'apparition du gonflement des membres représente un gradient de développement anormal du système lymphatique. Cette hypothèse est conforme avec l'observation clinique que le lymphœdème primitif débute précocement dans la vie et il est en général plus sévère que les lymphœdèmes survenant plus tard. Les modifications hormonales durant l'adolescence jouent un rôle important dans l'apparition de

l'œdème. En 1957, le lymphœdème primitif est classifié sur la base de modèles lymphangiographiques. Ces modèles incluent : 1/ l'aplasie sans lymphatiques sous-cutanés ; 2/ l'hypoplasie sans ganglion lymphatique et des vaisseaux petits et peu nombreux ; 3/ l'hyperplasie avec de nombreux ganglions et vaisseaux lymphatiques qui sont tortueux, et variqueux.

L'aplasie lymphatique est rare et survient dans le lymphœdème congénital. L'hypoplasie est un type plus courant. L'incidence du lymphœdème primitif et secondaire varie largement. La cause la plus courante du lymphœdème secondaire est la filaire, affection parasitaire. Cependant, les centres régionaux de cancer aux États-Unis ont rencontré précocement des lymphœdèmes postopératoires ou post-radiothérapiques. D'autres causes de lymphœdèmes secondaires incluent les tumeurs, les phlébites, les lymphangites, les traumatismes et certaines infections.

En 1985, R. Savage écrit : « *Le système lymphatique chez le mammifère est né soit d'un bourgeon veineux, soit de la fusion du mésoderme périveineux* ». Les lymphatiques primitifs superficiels sont sans valve et sont composés d'un maillage complexe dermique, et de structures capillaires. Les drainages se font en larges canaux qui sont sous-dermiques et qui eux contiennent des valves. Les deux systèmes sont parallèles au trajet des veines superficielles. Ils se drainent dans un troisième système qui existe dans la graisse sous-cutanée juste au-dessus du fascia. Ces lymphatiques sous-cutanés contiennent tardivement plus de valves et leur paroi a une couche musculaire lisse pour un transport unidirectionnel de la lymphe. Par ailleurs, un système moins élaboré de lymphatiques est présent dans les muscles. Une controverse existe concernant ce système qui communiquerait avec les lymphatiques superficiels. Le système lymphatique intramusculaire est parallèle aux artères profondes et sert à drainer le compartiment musculaire, articulaire et synovial. La majorité des auteurs pense que les systèmes superficiels et profonds sont indépendants sauf dans les états anormaux. Finalement, les compartiments musculaires sous le fascia profond semblent être séparés du processus malade. Une pléiade de techniques chirurgicales a été décrite pour le traitement du lymphœdème. Aucune n'est curative et l'amputation est inacceptable, sauf dans les formes les plus extrêmes d'éléphantiasis. D'un autre côté, un nombre important de techniques apporte une amélioration et la satisfaction pour le malade, et le médecin. Beaucoup de techniques souffrent d'un faible nombre de malades, et d'une insuffisance de renseignements pour permettre des études statistiques exploitables. Le traitement chirurgical du lymphœdème peut être divisé en deux grandes catégories : excision et approche physiologique.

Lambeaux tissulaires (XXe siècle)

Durant ce siècle, les chirurgiens ont cherché des solutions innovantes, en utilisant des lambeaux riches en ganglions lymphatiques.

- Les lambeaux d'épiploon

Dans une étude faite en 1966, l'utilisation du lambeau d'épiploon est décrite pour le traitement du lymphœdème chronique. Cet intérêt repose sur l'existence de ganglions lymphatiques dans l'épiploon. Malheureusement, les encouragements initiaux sont assombris par une récidive à long terme et un taux élevé de complications majeures dont un décès, des embolies pulmonaires, des occlusions intestinales, une hernie inguinale ou de Spiegel, des ulcères de stress et des infections des plaies. D'autres auteurs ont décrit de mauvais résultats dans des petits groupes de patients. De plus, les faits expérimentaux précisent que les capacités d'absorption de ce lambeau sont limitées et que les connexions de l'extrémité de l'épiploon avec les tissus voisins ne sont pas démontrées. Les examens histologiques ont montré l'encapsulation du lambeau d'épiploon. La technique utilisant le lambeau d'épiploon comme décrit inclut des excisions tissulaires et l'amélioration peut être due à la dissection.

- Les lambeaux pédiculés de lymphatiques

En 1935, l'utilisation de lambeaux pédiculés pour apporter un tissu normal dans l'aire du drainage lymphatique a été popularisée. Les auteurs d'autres études ont souligné les précautions pour obtenir un lambeau pédiculé lymphatique avec succès :

. Le lambeau doit contenir des lymphatiques ;

. Les lymphatiques doivent drainer avec leurs valves dans la bonne direction ;

. Le drainage doit être proche du blocage ;

. Enfin, les lymphatiques de l'extrémité doivent être compétents.

Les lambeaux pédiculés sont nombreux : on trouve les lambeaux abdominaux de rotation, les lambeaux croisés des membres, les lambeaux du bras à la jambe. Les lambeaux croisés des membres et du bras à la jambe ont plusieurs inconvénients, dont la possible nécrose partielle, ou totale du lambeau. Une greffe de peau est utilisée par nécessité dans la majorité des cas. Le transfert de lambeau distant par exemple du bras à la jambe nécessite de nombreuses étapes avec des positions inconfortables et des risques de thromboses, et de raideurs des articulations. La technique proposée, celle de Horowitz notamment, empêche tout mouvement de l'extrémité du membre. Il semble que les lambeaux pédiculés isolés offrent des bénéfices dans le lymphœdème primaire. Des études complémentaires sur des groupes plus importants de patients avec un suivi soigneux sont nécessaires pour évaluer ces techniques. Leur rôle exact et le bénéfice potentiel ne sont pas clairs.

. Les lambeaux myocutanés :
En 1983, la popularité nouvelle des lambeaux musculo-cutanés avec un large pédicule vasculaire qui offrent une transposition sûre dans d'autres aires de reconstruction a apporté un intérêt récent dans le lymphœdème chronique. Un lambeau fascio-cutané basé sur les vaisseaux thoraco-dorsaux a été utilisé pour traiter un lymphœdème. Il a été récemment décrit après replantation du membre supérieur. Les résultats de suivi sur deux ans n'ont pas révélé d'œdème et les résultats seraient normaux sur la lymphoscintigraphie. Cependant, la procédure a été réalisée deux mois après la retransplantation. En 1983, l'utilisation d'un lambeau myocutané comme mèche dans un cas d'œdème post-mastectomie a été rapportée. Trois ans après l'intervention, on note une amélioration clinique de la patiente, mais il n'y a aucune documentation sur le flux au travers du lambeau. Une deuxième patiente traitée avec la même technique n'a pas présenté un bon résultat. En effet, un lambeau de latissimus dorsi a été utilisé, ce qui a éliminé malheureusement la possibilité d'utiliser ce même lambeau pour la reconstruction future et éventuelle du sein. Objectivement, un plus grand nombre de patients avec une étude de suivis est nécessaire pour évaluer le rôle de ces nouvelles techniques.

. Le lambeau d'intestin :
En 1968, un lambeau composé d'iléon et de mésentère a été proposé en raison de la relative abondance des lymphatiques dans ces tissus. L'utilisation de lambeau d'intestin chez le porc avec étude lymphangiographique montre le passage de lymphe vers ce transplant. Dans une étude récente, l'iléon et le mésentère ont été utilisés dans le lymphœdème primitif. Les patientes ont eu une amélioration clinique et la lymphangiographie a montré le passage de lymphe vers le lambeau d'intestin. Néanmoins, les détails objectifs sont vagues, excepté dans un cas où les résultats précoces datent de 1968. Les résultats de l'étude initiale ne rapportent pas de complication, mais la morbidité potentielle de la laparotomie a limité l'enthousiasme de cette technique.

. Les exérèses du fascia :
En 1912, Lang décrit des tentatives de lambeaux pédiculés dans les muscles pour faciliter les connexions lymphatiques superficielles vers les vaisseaux profonds. Cette année-là, l'exérèse de tissu sous-cutané et du fascia profond pour obtenir des connexions similaires a été proposée. D'autres auteurs ont montré que l'intervention d'exérèse du fascia n'est que transitoire et que la régénération du fascia profond demeure la règle. Les résultats d'une étude rapportent l'expérience positive de Thompson combinant une excision des tissus lymphœdémateux avec un lambeau dermique pour rétablir la continuité entre les compartiments superficiel et profond. Cependant, la période d'observation n'est pas précisée.

. Les anastomoses lymphatiques :
Bernard O'Brien (1924-1993), en Australie, crée la Fondation de microchirurgie, puis un Institut sous la présidence de Sir William Kilpatrick et l'autorité de Bernard O'Brien. Ils forment un bureau indépendant fait de travail et de gens professionnels qui exercent à la direction. Actuellement, l'Institut est reconnu de façon internationale pour sa contribution dans les techniques microchirurgicales utilisées pour reconstruire le corps. Cette organisation a établi un programme pour les jeunes élèves souhaitant s'instruire en microchirurgie. Le département O'Brien, l'Institut Saint-Vincent continuent la recherche. Le Pr Alain Gilbert de Paris a été leur élève.

En 1983, les chercheurs de cet Institut apportent des améliorations cliniques en cas de lymphœdème secondaire de l'extrémité supérieure du bras. Ils utilisent trois collecteurs lymphatiques avec la veine saphène prélevée et transposée au membre supérieur avec un bloc de graisse sous-cutanée contenant des cytokines. Ces lymphatiques sont anastomosés à des lymphatiques du bras proximal d'un côté et dans le canal thoracique de l'autre côté. Malheureusement, il n'existe aucune preuve de leur perméabilité à l'examen radiographique. Cette technique est théoriquement attractive en cas de lymphœdème secondaire. De plus, le bénéfice potentiel pourrait inclure l'utilisation de la veine saphène. Toutefois, une preuve expérimentale et clinique supplémentaire serait nécessaire pour clarifier les résultats.

. Les techniques d'excision :
En 1912, Charles décrit une excision radicale de peau et des tissus adjacents de membre pour filaire chronique. Sa technique et les modifications intéressent l'excision de la peau et du tissu sous-cutané suivie d'une couverture avec soit des greffes de peau minces, soit des greffes épaisses sur le fascia profond ou directement sur le muscle. Les greffes cutanées sont prélevées sur la peau excisée ou sur d'autres sites. Beaucoup de chirurgiens choisissent encore les variations de ce procédé. Mais, d'autres auteurs en ont souligné les sérieux inconvénients dont les cicatrices hypertrophiques, la perte de la sensibilité, les kératoses, les ulcérations, les aspects en fuseaux et l'aggravation de l'œdème du pied distal à la résection. Beaucoup d'auteurs pensent que ce procédé devrait être réservé dans les cas les plus sévères de fibrose massive et de fibrose chronique sous-cutanée.

. Excision espacée du tissu sous-cutané et de la peau :
L'excision du tissu sous-cutané et de la peau a été proposée en 1917 par Homane. Bien que l'excision espacée de peau et de tissus sous-cutanés n'aboutisse pas à la guérison et conduise à une récidive postopératoire de l'œdème, beaucoup d'auteurs récents pensent que cette technique réalise un bon compromis. En 1977, après excision de peau et de tissu sous-cutané, 14 patients suivis pendant plus d'un an ont présenté une fonction normale du membre inférieur et une réduction d'au moins 50 % des dimensions du membre. Ces

résultats ont été publiés. Des complications mineures ont été observées : quelques nécroses, des séquelles sensorielles. Une réduction insuffisante des dimensions des membres est constatée. Pour le patient et pour le chirurgien, le lymphœdème dans toute sa complexité est un formidable combat. Malgré tout, en 1985, la majorité des patients présentant un lymphœdème primaire ou secondaire peut être améliorée par des moyens conservateurs. Il faut citer ici les techniques de Földi qui sont des techniques de massage des membres lymphœdèmateux très utiles et efficaces. La clinique Földi est spécialisée dans la lymphologie. Elle a été fondée en 1979 à Feldberg. C'est un ancien lieu de cure de 60 lits. Le personnel médical rassemble 4 médecins, 8 infirmières et 14 thérapeutes. Les patients atteints d'œdème lymphatique secondaire après traitement de cancer sont traités en collaboration avec le CHU de Fribourg en Suisse. En 1979, le Pr E. Földi obtient l'autorisation officielle d'ouvrir une consultation en lymphologie, puis d'assumer une prise en charge ambulatoire des œdèmes lymphatiques. Le drainage lymphatique manuel est complété par d'autres méthodes. La décongestion physique complexe est aujourd'hui reconnue comme le traitement de base dans la prévention de l'œdème lymphatique, inclus dans un concept global de médecine interne. De nombreux médecins du monde entier sont venus visiter la clinique spécialisée en lymphologie. Aujourd'hui, la clinique Földi propose plus de 152 lits et 5 services. Cette clinique, dès le début, a montré un grand esprit d'équipe et une bonne ambiance entre ses 170 collaborateurs. Le partenariat avec le CHU de Freiburg s'est élargi. Au sein de la clinique, de nouveaux points forts ont été établis comme la lymphologie pédiatrique, le soin d'enfants nés avec des œdèmes lymphatiques, la lymphologie oncologique, la prise en charge des patients atteints d'œdèmes lymphatiques secondaires après traitement anticancéreux et la lymphologie gériatrique, le soin de patients âgés avec des œdèmes lymphatiques multiples. La clinique Földi s'occupe de la prise en charge des patients souffrant d'œdèmes lymphatiques à la suite d'un surpoids. Une consultation diététique approfondie, un programme sportif et un soutien psychologique sont établis pour chacun d'entre eux. Le drainage lymphatique manuel comporte de légers massages, des pressions douces pour une décongestion.

L'intervention chirurgicale pour lymphœdème doit être envisagée seulement après un essai médical bien réalisé. Bien qu'aucune technique chirurgicale n'offre à cette époque la guérison, une amélioration significative est possible grâce à une variété de méthodes. Et nous pensons que la guérison du lymphœdème est actuellement possible. Sur le plan chirurgical, l'excision de la peau et du tissu sous-cutané, la technique de Charles et le lambeau dermique de Thompson sont les techniques les plus utilisées aux USA.
En 1960, le premier shunt lymphoveineux chez l'homme est réalisé pour le traitement du lymphœdème obstructif par Olszewski et Nielubowicz en Pologne. À cette époque, il n'est pas facile de convaincre les chirurgiens vasculaires que ce type de technique chirurgicale dispose d'un avenir véritable.

XXIe siècle – Anne Saaristo (1900)
Anne Saaristo est médecin en Finlande. Elle est toujours en activité. Avec ses collègues, elle a travaillé surtout sur le facteur de croissance des vaisseaux lymphatiques VEGFR3 et sur les vaisseaux lymphatiques durant la période embryonnaire, postnatale et adulte. L'application locale de facteurs de croissance lymphatique induit une lymphangiogenése et réduit l'œdème. Anne Saaristo a montré par des modèles expérimentaux que l'expression du facteur VEGF-C réalisé en 1 à 2 semaines suffit à reconstruire les vaisseaux lymphatiques endommagés. Cependant, l'utilisation de doses supraphysiologiques de facteur de croissance vasculaire endothéliale C contribue à la lymphangiogenèse, mais aussi entraîne une réponse inflammatoire, car les effets existent sur les macrophages et d'autres cellules inflammatoires. De plus, dans un contexte tumoral, les facteurs de croissance VEGF-C et VEGF-D produisent une variété de cellules incluant les cellules tumorales.
Le grand mérite de Anne Saaristo est d'avoir montré que les ganglions lymphatiques possèdent le maximum de facteur de croissance lymphatique VEGF-C par rapport à d'autres tissus.
Le lymphœdème postopératoire après chirurgie du cancer du sein est une question difficile. La transplantation de ganglions lymphatiques donne un nouvel espoir aux patientes ayant un lymphœdème. Anne Saaristo combine ces transplantations de ganglions avec la reconstruction mammaire. Elle étudie l'inflammation causée par

l'insuffisance immunitaire et les anomalies des lipides. De même, le flux lymphatique interrompu conduit à une accumulation de lymphe dans l'espace intercellulaire entraînant une prolifération cellulaire, une fibrose, un dépôt lipidique et un épaississement de la peau. Les lambeaux axiaux, myocutanés et les procédés microchirurgicaux sont en cours d'investigation. Des études expérimentales et cliniques devraient être suivies avec l'objectif clinique et radiologique d'amélioration, voire de guérison du lymphœdème.

En 2023, notre objectif est d'apporter l'espoir de guérison aux patients. Ainsi, évoqué dès l'Antiquité, le lymphœdème a intéressé les médecins à partir du XVIIe siècle. Les progrès ont alors été prodigieux.

Actuellement, on peut guérir du lymphœdème grâce aux traitements médicaux et chirurgicaux. Il faut rassurer les patients. Ce que nous faisons avec conviction Corinne Becker et moi-même !

<u>Références bibliographiques</u> :

- Becker C., Arrive L., Saaristo A., Germain M., Fanzio P., Batista B. N. & Piquilloud G., « Surgical treatment of congenital lymphedema. », *Clin. Plast. Surg.*, 2012 ; 39 : 377-384.
- Gilbert A., O'Brien B., Vorrath J. W. & Sykes P. J., « Lymphovenous anastomosis for obstructive lymphedema. », *Br. J. Plast.. Surg.*, 1976 ; 29 : 355.
- Kondoléon E. « Die operative behandlung der elephantiasichen oedeme.», *Zentralbla. Chir.*, 2012 ; 39 : 1022.
- Papendieck C. M., *Lymphedema in pediatric patients.*, Pathophysiology and clinical presentation, 2018.
- Rotenberg L., Guigui J., Lenczner G., Bèges C. & Ouazan H., « Surveillance des femmes qui ont eu un cancer du sein jeunes. », *La lettre du Sénologue*, 2014 ; 63 : 30-35.
- Salvage R. C., « The surgical management of lymphedema. », *Surg. Gynecol. Obstet.*, 1985 ; 160(3) : 283-290.

Anatomie du système lymphatique

L'Anatomie

Le système lymphatique est resté longtemps méconnu. On ne voit pas ses vaisseaux chez le sujet en bonne santé. La lymphe est invisible extérieurement chez le sujet sain.

Le système lymphatique fait partie de l'appareil circulatoire : ses vaisseaux ramènent au système veineux la lymphe collectée par un réseau de capillaires clos. Tous les collecteurs aboutissent finalement aux confluents veineux jugulo-sous-claviers situés à la base du cou et qui donnent naissance à la veine cave supérieure.

La lymphe provenant des membres inférieurs aura ainsi parcouru toute la hauteur du tronc avant d'atteindre le creux sous-clavier gauche par l'intermédiaire du plus volumineux des collecteurs terminaux : le canal thoracique. Celui-ci recueille également la lymphe de l'abdomen et du bassin. Il apparaît comme le collecteur commun de tout l'étage sous-diaphragmatique. Il est rejoint au cou par la lymphe du membre supérieur gauche et de la moitié gauche de la tête, tandis qu'un collecteur beaucoup plus court, la grande veine lymphatique, déverse dans le creux sous-clavier droit la lymphe du thorax, de la moitié droite de la tête et du membre supérieur droit.

Les vaisseaux lymphatiques sont en outre interrompus sur leur trajet par les ganglions lymphatiques qui les transforment en autant de petits systèmes portes : les vaisseaux afférents s'y résolvent en capillaires.

Après les ganglions, la lymphe est recueillie par les vaisseaux efférents qui sont eux-mêmes afférents pour un autre ganglion plus en aval. Les vaisseaux lymphatiques présents partout dans l'organisme sont invisibles à l'œil nu, ce qui explique leur découverte tardive.

L'histoire du système lymphatique se déroule en trois étapes :

1- La première étape, anatomique, commence en 1622. Gasparo Aselli découvre les vaisseaux lymphatiques de l'intestin du chien et entrevoit leur rôle dans l'absorption. C'est Gasparo Aselli (1581-1626) qui authentifie les vaisseaux lymphatiques, chez les mammifères. Il était professeur d'anatomie et de chirurgie à Milan. C'est le père fondateur de la lymphologie moderne. Ses découvertes sont à l'origine de nombreux travaux d'anatomie développés ensuite par Pecquet, Bartholin, Rudbeck. John Hunter est le premier à avoir suspecté le pouvoir thérapeutique des lymphatiques.

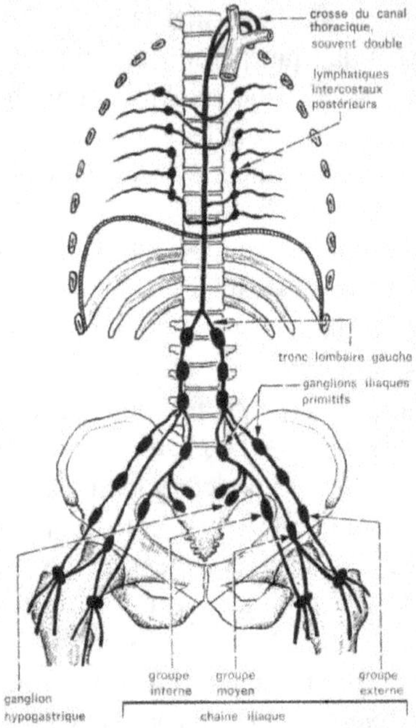

Le système lymphatique. Les chaînes iliaques, les chaînes lombaires latérales et le canal thoracique, © Picard J. D. & Hidden G.

Trente ans plus tard, Jean Pecquet (1622-1674) découvre en 1651 le canal thoracique dont l'origine de celui-ci porte son nom : la citerne de Pecquet. Le siècle suivant voit la découverte du système lymphatique dans presque tous les tissus et organes du corps humain.

2- L'époque de la lymphographie. Malgré la précision des travaux de Mascagni, Sappey, Bourgery, Rouvière, le rôle du système lymphatique en pathologie reste méconnu jusqu'en 1952. À cette date, Kinmonth publie les premières lymphographies réalisées chez l'homme.

3- La troisième étape, celle de la connaissance physiologique du système lymphatique, commencée il y a de nombreuses années, n'est pas achevée. Certaines protéines sanguines cédées au tissu interstitiel regagnent la circulation générale par le système lymphatique : ce sont des macromolécules qui ne peuvent rejoindre la circulation que par les capillaires lymphatiques fenêtrés. Les artères véhiculent le sang saturé en oxygène jusqu'aux tissus où les vaisseaux capillaires permettent les échanges. Le retour du sang désaturé en oxygène, chargé de gaz carbonique et des produits du catabolisme des cellules se fait essentiellement par les veines, pour 9/10 de son volume. Une partie des éléments biochimiques passe par le système lymphatique, soit 1/10. Les veines et les lymphatiques sont les deux composants de la circulation de retour du liquide interstitiel. Depuis la Renaissance, d'importants progrès ont été réalisés. Dans l'Antiquité, Hippocrate et Galien l'ont déjà pressenti.

L'Embryologie

Le système lymphatique commence son développement à la fin de la 5e semaine de gestation, deux semaines après celui du système cardiovasculaire. Le dispositif des canaux lymphatiques dérive comme le plan veineux de fentes mésenchymateuses périveineuses s'organisant de la périphérie vers le centre de l'embryon. Les premières structures lymphatiques naissent à la hauteur de la base du cou. Elles sont indépendantes des veines embryonnaires et à l'origine sans communication. Entre la 6e et la 9e semaine, six dilatations localisées apparaissent sur le trajet des canaux lymphatiques. Ce sont 6 sacs lymphatiques principaux : 2 jugulaires, 2 iliaques, 1 rétropéritonéal et une citerne lymphatique qui sont à l'origine des différents territoires lymphatiques. Les vaisseaux lymphatiques naissent à partir de ces sacs et se développent le long des principales veines. Il s'agit des sacs lymphatiques primordiaux, qui confluent en canaux et gagnent la périphérie du corps humain. D'autres lymphatiques sont des collecteurs qui apparaissent dans les espaces mésenchymateux. Il se constitue une liaison entre le sac primordial jugulaire, le sac primordial axillaire, le conduit thoracique primordial, le sac primordial aorto-iliaque. Les nœuds lymphatiques (ganglions) apparaissent par conglomération de lymphoblastes à proximité des sacs primordiaux. La citerne lymphatique est en communication avec le sac jugulaire par deux gros

canaux lymphatiques thoraciques droit et gauche, réunis secondairement par une anastomose.
- Le canal thoracique se développe à partir de la portion caudale du canal thoracique droit, de l'anastomose et de la portion crâniale du canal thoracique gauche.
- La grande veine lymphatique se développe à partir de la portion crâniale du canal thoracique droit.
- Enfin, le canal thoracique s'ouvre dans le système veineux dans l'angle formé par les veines jugulaires et sous-clavières gauches.
Cette embryologie explique les grandes variations anatomiques, principalement celles du canal thoracique sur tout son trajet.
L'organisation de la composition du système lymphatique dépend des veines. Le système lymphatique et les veines sont très proches embryologiquement, puis anatomiquement.

Composition du système lymphatique.
Les capillaires lymphatiques sont des tubes fermés à leur extrémité.
Le système lymphatique est un système complexe composé de l'espace interstitiel situé entre les cellules, de cavités et de lymphatiques, l'ensemble formant l'espace lymphatique contenant les fluides, la lymphe, les cellules migrantes et le tissu lymphoïde.
Les vaisseaux ne sont pas des tubes uniformes. De nombreuses modifications et corrections cellulaires, et moléculaires ont été découvertes. Les veines et les lymphatiques sont les composants de la circulation de retour des fluides. La masse totale comprenant les fluides extracellulaires, la lymphe et les cellules lymphoïdes est estimée à 13 kg. La masse cellulaire seule approche 1 kg. La fonction du système lymphatique est de sécuriser l'environnement chimique des tissus, régulant le volume hydrique et stabilisant les protéines à une concentration physiologique. Les capillaires lymphatiques sont bordés par une seule couche de cellules endothéliales. Des zones de déhiscence entre les cellules facilitent les échanges avec le milieu interstitiel. Les collecteurs lymphatiques sont présents dans tout l'organisme (non formellement démontrés dans le névraxe, mais probables). Ils possèdent une bordure endothéliale reposant sur une membrane basale continue. La tunique moyenne est faite de fibres musculaires lisses plus ou moins dispersées. Une gaine conjonctive constitue la tunique externe.

Les très nombreuses valvules présentes sur tous les collecteurs, progressivement moins nombreuses et plus espacées, confèrent aux canaux un aspect moniliforme. Le système lymphatique est constitué d'une succession de nœuds lymphatiques (ganglions lymphatiques). Des vaisseaux lymphatiques les relient les uns aux autres. Ils sont en général satellites des vaisseaux sanguins (artères et surtout veines). Les chaînes lymphonodales entrelacent les pédicules artériels et veineux, constituant un lacis. Né dans l'interstitium, le lymphatique initial donne le précollecteur. Aux précollecteurs dépourvus de valvules font suite les collecteurs lymphatiques munis de valvules.

Les ganglions lymphatiques sont des relais de la circulation lymphatique. Ils sont disposés en chaînes ganglionnaires le long des principaux vaisseaux, d'où l'expression « chaînes ganglionnaires lymphatiques ». Les afférents pénètrent la capsule ganglionnaire des nœuds. Ils se déversent dans le sinus périphérique. La lymphe se dirige ensuite vers les sinus intermédiaires, puis médullaires. Reprise par les lymphatiques efférents, la lymphe quitte le ganglion par le hile. Le nombre des afférents est toujours plus important que celui des efférents.

Le calibre de ces derniers est plus important. Les ganglions possèdent une vascularisation artériolo-capillaro-veineuse. Celle-ci dans des conditions pathologiques est à l'origine de communications lymphoveineuses intraganglionnaires.

Les collecteurs reçoivent, dans les territoires traversés, la lymphe des régions et viscères voisins selon une distribution anatomique relativement stable, importante à connaître, notamment en cancérologie et dans les maladies de lymphostase viscérale.

Les canaux convergent à l'étage abdominal vers l'origine du canal thoracique et, à l'étage thoracique, également vers celui-ci. Le canal thoracique naît de la jonction des deux troncs lombaires entre L2 et D11. Son origine est abdominale ou intrathoracique. Classiquement, sa naissance se fait par un segment dilaté, la citerne de Pecquet. Elle est inconstante, rare chez l'homme et correspond à la triple convergence des deux troncs lombaires. Ceci se vérifie uniquement lorsque l'origine est intra-abdominale avec la confluence d'un ou de plusieurs collecteurs intestinaux. Le canal thoracique traverse le diaphragme au bord droit de l'aorte, entre les piliers du diaphragme. Il est situé en avant du rachis, croise la ligne médiane, s'infléchit vers la gauche et monte ensuite le long de la face postéro-interne de l'artère sous-clavière. Les crosses lymphatiques se jettent au niveau de la base du cou dans le confluent jugulo-sous-clavier gauche. À leur terminaison, une ou plusieurs valvules puissantes expliquent le reflux pratiquement constant vers les afférents des crosses, induisant l'opacification quasi constante de ganglions sous-claviers lors de la lymphographie à point de départ pédieux.

Les variations anatomiques du canal thoracique sont fréquentes.

Des dilatations plexiformes, des dédoublements s'observent parfois sur son trajet, plus souvent entre D4 et D6. Des voies accessoires transdiaphragmatiques drainent constamment la lymphe sous-diaphragmatique vers les ganglions médiastinaux inférieurs, inter-trachéo-bronchiques et latéraux-trachéo-bronchiques.

Le canal thoracique draine les ¾ de la lymphe : toute la lymphe sous-diaphragmatique, une partie de la lymphe thoracique, celle du membre supérieur gauche, de la moitié gauche du cou et de l'hémiface gauche.

La grande veine lymphatique, ou la voie droite terminale du canal thoracique, dédoublée, reçoit une partie de la lymphe thoracique. La grande veine lymphatique reçoit la lymphe du membre supérieur droit, celle de la moitié droite du cou, de l'hémiface droite et se termine dans une veine du creux sous-clavier droit. La terminaison de la grande veine lymphatique dans le confluent jugulo-sous-clavier droit et la terminaison au niveau des deux creux sous-claviers ne sont pas rares.

Dans chaque territoire, les rapports anatomiques avec les gros vaisseaux et les viscères permettent de comprendre les retentissements des affections de voisinage sur la circulation lymphatique et inversement les conséquences des blocages lymphatiques responsables de stases lymphatiques viscérales.

Au total, dans la majorité des cas, le canal thoracique se jette dans la veine jugulaire interne (63 % des cas). Il peut aussi se terminer dans la veine sous-clavière (22 % des cas), dans l'angle veineux et dans la veine innominée (6 % des cas). Le canal thoracique est parfois double. Malgré sa complexité structurelle, nous avons appris à mieux connaître ce système.

C'est la microscopie électronique qui a permis d'améliorer la connaissance du système lymphatique. Le Pr Alexandre Pissas a mis

en évidence le fonctionnement suivant qui est à l'origine de la lymphe :
Le tissu interstitiel est le lieu des échanges et des diffusions entre lymphe, et sang. Là sont situées les cellules. Les capillaires sanguins libèrent le liquide interstitiel. Le réseau lymphatique baigne dans le tissu interstitiel et peut réabsorber une partie de ce liquide.
Dans les tissus, les jonctions intercellulaires sont disposées de façon lâche avec les capillaires sinusoïdes, des capillaires fenestrés et des pores laissant passer les molécules de grande taille, augmentant les possibilités d'échanges. Le réseau lymphatique initial baigne dans l'interstitium.
La matrice interstitielle est une substance sécrétée par les cellules. Elle est constituée de collagènes, de mucopolysaccharides disposés en chaînes d'acides aminés, les protéoglycanes (macromolécules avec une protéine centrale), des glycoprotéines, l'élastance et des polymères.
Les petites molécules (eau, acides aminés, glucose, oxygène) diffusent librement.
Les macromolécules ne peuvent diffuser de façon autonome. En raison de leur poids moléculaire, elles doivent se fragmenter avec un passage alterné. La polymérisation dépend d'enzymes comme la hyaluronidase.
Il existe trois types de fibres : fibres de collagène, fibres de réticuline, fibres élastiques.
Il existe plusieurs types de cellules du tissu conjonctif :
. Les cellules autochtones : les fibroblastes élaborent des macromolécules de synthèse permettant la cicatrisation.
. Les histiocytes, les cellules endothéliales, les péricytes, les myocytes et les adipocytes constituent la paroi des canaux lymphatiques.
. Les cellules immigrées proviennent du sang circulant. Ce sont les lymphocytes, les monocytes qui peuvent dégrader les protéines de grand poids moléculaire.
Le tissu interstitiel amorphe permet les échanges en permanence avec les polynucléaires, les mastocytes. Le système lymphatique draine des liquides, des protéines et des cellules. C'est la lymphe.
Les vaisseaux lymphatiques comportent :

1- Les lymphatiques initiaux

Les capillaires lymphatiques sont des tubes fermés. Ils sont bordés par une seule couche de cellules endothéliales, l'absence de

membrane basale est spécifique. Le système lymphatique présente des culs-de-sac. Les fentes ménagées dans la structure fibrillaire interstitielle deviennent des lymphatiques initiaux. Ils sont constitués d'un endothélium avec des cellules aplaties peu jointives comportant de nombreuses vacuoles. Les cellules endothéliales sont amarrées au tissu conjonctif voisin par des haubans : ce sont les filaments d'ancrage. Si la pression interstitielle augmente par accumulation d'eau, les haubans mis en tension ouvrent la lumière du lymphatique initial. Au repos, le lymphatique initial ressemble à un canalicule. En activité, il est largement ouvert sur l'interstitium. Les lymphatiques initiaux sont anastomosés et constituent une trame dont la surface d'échange est considérable. Lors de l'ouverture, le lymphatique initial multiplie sa lumière par cinq, permettant la récupération de grosses molécules, des protéines, des bactéries.
On l'appelle « *la véritable poubelle de l'organisme* » pour évacuer les déchets (Alexandre Pissas).

2- Le précollecteur

À partir des réseaux des lymphatiques initiaux, des canaux précollecteurs de calibre régulier débutent ; ils ont une membrane basale et forment les collecteurs.

3- Les collecteurs

Ce sont des « vaisseaux lymphatiques », visibles à l'œil nu à partir de 0,3 mm de diamètre. Leur paroi est plus épaisse, l'endothélium est continu, la membrane basale est constante avec des cellules musculaires lisses permettant la contraction.
Il existe des fibres élastiques dans cette paroi. Ces vaisseaux ont des valvules anti-reflux qui sont des replis d'endothélium et ils donnent aux collecteurs lymphatiques un aspect en chapelet. Le segment compris entre deux valvules s'appelle l'unité contractile ou « lymphangion ». La convergence des collecteurs valvulés donne les collecteurs terminaux qui aboutissent au conduit thoracique.

4- Les grands collecteurs lymphatiques

Leur calibre est important et l'épaisseur de leur tunique moyenne comporte plusieurs couches de fibres musculaires lisses. Leurs valvules sont plus espacées. Le canal thoracique n'en possède que trois ou quatre dont une terminale. Toute la lymphe se draine par deux canaux de valeur inégale : la grande veine lymphatique droite et le canal thoracique.

5- Au niveau des ganglions lymphatiques ou nœuds Une capsule de conjonctif dense envoie des expansions fibreuses dans le tissu nodal. La trame réticulaire est constituée de fibre de réticuline. Les sinus lymphatiques sont des espaces dans le cortex nodal (ganglions). La lymphe arrive par la convexité, emprunte les sinus où elle s'y concentre. Beaucoup de ces sinus sont constitués d'une charpente conjonctive. Les ganglions lymphatiques et la cytologie lymphonodale apparaissent comme un lieu privilégié d'échanges entre circulation veineuse et lymphatique. C'est le lieu de passage de liquides et de petites molécules de la lymphe vers le sang et inversement l'enrichissement de celui-ci en lymphocytes, et en anticorps. Ces échanges se font dans le cortex profond, au niveau de la veinule postcapillaire. Plusieurs collecteurs afférents pénètrent les capsules et se déversent dans le sinus périphérique. La lymphe est ensuite dirigée vers les sinus intermédiaires, puis vers les sinus médullaires où elle est reprise par les lymphatiques efférents qui quittent le ganglion par le hile. Les lymphatiques efférents sont moins nombreux que les afférents. Les ganglions sont souvent rassemblés en amas, comme ceux de l'aisselle et de l'aine à la racine des membres.

Ils sont alors réunis par de nombreux vaisseaux où la lymphe circule d'un ganglion à l'autre sans direction préférentielle.

Parfois, on observe une succession régulière de ganglions étagés sur une même voie lymphatique : ce sont des « chaînes ganglionnaires » comme celles qui accompagnent les gros vaisseaux du tronc. Les principales cellules des ganglions lymphatiques sont :

. Les lymphocytes B

Nées dans la moelle osseuse hématopoïétique, les cellules souches précurseurs des lymphocytes B gagnent les nœuds et se transforment en immunoblastes au contact d'un antigène. La maturation aboutit à un plasmocyte. Les lymphocytes B produisent des immunoglobulines. La compétence vient après maturation.

. Les lymphocytes T

Ils sont identiques aux lymphocytes B. Leur maturation se fait surtout dans le thymus, organe rétrosternal. Il existe deux sous-populations de lymphocytes T : les inducteurs et les suppresseurs.

. Les histiocytes
Ils dérivent des monocytes qui sont de grosses cellules du tissu lymphoïde et se transforment en macrophages en cas d'agression. Ils ont un important pouvoir de phagocytose et de digestion.
. Les cellules réticulaires dendritiques sont les cellules de Langerhans.
. Les cellules interdigitées sont dévolues au territoire des lymphocytes B et T.
. Ainsi, les organes lymphoïdes sont nombreux : moelle osseuse, végétations, amygdales, thymus, rate, plaques de Peyer et le système lymphoïde.
. Toutes les parties du corps possèdent une circulation lymphatique : la peau des membres, celle du thorax, de l'abdomen, les différents viscères digestifs, thoraciques.
Toutes les structures solides possèdent des vaisseaux lymphatiques qui serpentent à leur surface. Parallèlement, il existe des chaînes lymphatiques. Le drainage doit essayer de contacter et de retrouver l'origine de la chaîne nodale, et dans quelle grande voie lymphatique se draine chacune des parties du corps (membres supérieurs, inférieurs, viscères).
On peut avoir une idée de la colonisation cancéreuse des nœuds lymphatiques d'une chaîne à partir du site primitif du cancer. Ce sont les territoires de drainage lymphatique. C'est l'idée de correspondance de points sur d'autres, c'est-à-dire d'application d'un ensemble sur un autre ensemble. Les circuits sont nombreux et ne sont pas tous inventoriés. Les membres possèdent deux circulations lymphatiques : l'une est superficielle, sus-aponévrotique, drainant la peau, et l'autre, profonde, est sous-aponévrotique (la lymphe des muscles, des aponévroses, des artères et des veines). Les communications entre réseaux superficiels et profonds sont exceptionnelles.
Pour les vaisseaux lymphatiques viscéraux, la lymphe a comme émonctoire les différentes chaînes satellites des gros vaisseaux de voisinage. L'existence d'une adénopathie massive supra-claviculaire gauche (nœud de Troisier) signe le caractère métastatique évolué du cancer.
La fuite des liquides et des petites molécules à travers la paroi des collecteurs lymphatiques entraîne une concentration progressive de la lymphe circulante et une diminution de son volume. Sa progression est lente et irrégulière, dirigée par l'orientation des valvules, et

déterminée par la compression mécanique des structures environnantes : l'activité musculaire, les variations de la pression abdominale, les mouvements du diaphragme, l'aspiration thoracique en sont les moteurs essentiels.
La circulation de la lymphe est-elle un phénomène purement passif ?
L'expérimentation animale montre que dans certaines espèces, il s'y ajoute une propulsion active, par contractions rythmées des fibres musculaires lisses des gros troncs lymphatiques. Leur existence chez l'homme est encore discutée. Il semble cependant que certaines substances, telles l'adrénaline et l'histamine, puissent avoir un effet tonique sur la musculature lisse des vaisseaux lymphatiques.
La vitesse de circulation, la pression et le débit de la lymphe sont soumis à un grand nombre de facteurs.
- Les uns agissent sur sa formation :
Pression osmotique du plasma sanguin, pression dans les capillaires sanguins, modification de la surface d'échanges des capillaires sanguins par le jeu des shunts met-artériolaires liés à l'activité métabolique du tissu environnant.
- Les autres agissent sur sa circulation : activité musculaire ou immobilité, altérations des parois des collecteurs, altérations des ganglions transformés en obstacles par un processus inflammatoire ou tumoral.
- le débit moyen du canal thoracique :
Collectant 70 % de la lymphe circulante totale, il est d'environ 1 litre ½ à 2 litres ½ par jour.

Chaque organe a des lymphatiques, mais le foie a une importance majeure. L'existence d'une fente entre les parois des capillaires sinusoïdes du foie a été signalée pour la première fois par Mc Gillavry en 1864. Cette fente porte le nom de Disse, car cet auteur en a fait la description la plus détaillée en 1890. Il avance l'hypothèse qu'il s'agit d'un espace lymphatique avec une paroi propre constituée d'une substance fondamentale et de fibres. L'observation au microscope électronique a résolu la question. Il existe toujours un espace de Disse entre les sinusoïdes et les hépatocytes, mais cet espace peut être très étroit, il échappe alors à l'examen au microscope optique. L'espace périsinusoïde n'a pas une paroi propre, mais il est délimité d'un côté par la paroi vasculaire et, de l'autre, par la surface des travées hépatiques. La paroi de la sinusoïde est constituée par des cellules d'origine mésenchymateuse. Celles-ci sont considérées comme des cellules primitives ou indifférenciées. Le microscope électronique a démontré de façon certaine la réalité de l'espace de Disse. Celui-ci est en communication avec la lumière des sinusoïdes grâce à la présence de fentes intercellulaires qui laissent passer librement le plasma sanguin. Il est peu probable que l'espace de Disse, communique directement avec les canalicules hépatiques, mais la barrière qui les sépare peut-être très mince et constituée uniquement par des desmosomes. Par ailleurs, les espaces de Disse ne font pas partie du réseau lymphatique du foie. Pour prouver l'existence d'une séparation entre les deux systèmes, il est indispensable d'étudier au microscope électronique la périphérie des lobules, pour connaître les rapports des espaces de Disse avec le tissu périlobulaire. Les espaces interlobulaires d'un réseau de lymphatiques périvasculaires sont péribiliaires. Les veines hépatiques et leurs ramifications sont accompagnées de vaisseaux lymphatiques.

Existe-t-il des communications directes entre les espaces de Disse et les vaisseaux lymphatiques ?

La lymphe hépatique représente un filtrat plasmatique formé dans une région où les parois vasculaires sont particulièrement perméables et un premier lieu de formation de la lymphe se trouve au niveau des sinusoïdes. Les injections rétrogrades des vaisseaux lymphatiques montrent que les espaces de Disse ne sont pas injectés en même temps que les lymphatiques extralobulaires et on conclut qu'il n'existe pas de vrais lymphatiques intralobulaires. Le passage du liquide plasmatique des espaces de Disse dans les voies lymphatiques se ferait à travers les espaces qui se trouvent entre les fibres du tissu conjonctif péri-lobulaire. Ainsi, dans les organes parenchymateux comme le foie ou le rein, les lymphatiques restent confinés aux régions qui bordent les unités fonctionnelles.

Le système lymphatique accomplit une tâche très importante dans le fonctionnement du foie. Presque la moitié du débit du canal thoracique est de provenance hépatique et la lymphe s'écoulant de cet organe présente un taux de protides très élevé dépassant 80 % de la concentration plasmatique, c'est-à-dire environ 60 g/l. Depuis la découverte des fentes tissulaires entre les trabécules cellulaires hépatiques, il s'agit de savoir si ces fentes dénommées plus tard

espaces de Disse représentent le début ou la partie périphérique du système lymphatique du foie.
Toutefois, si on accepte comme critère d'identification d'un vaisseau lymphatique la présence d'un endothélium, ces espaces ne sont pas des capillaires lymphatiques. Ces espaces restent virtuels dans les conditions normales, mais s'élargissent, contenant un liquide riche en protides dès que la perméabilité endothéliale est augmentée. Ils ne sont pas en rapport direct avec les capillaires lymphatiques qui sont absents des lobules hépatiques. Leur présence est bien établie dans le tissu périlobulaire, dans les champs périportaux dits de Mall. Le liquide qui a quitté les sinusoïdes passe entre les cellules hépatiques, parvient dans l'espace périportal et pénètre en traversant leur paroi endothéliale dans les capillaires endothéliaux, dans les capillaires lymphatiques. Les vaisseaux lymphatiques sont très abondants dans le parenchyme hépatique. Ils accompagnent les vaisseaux sanguins et ils sont dilatés en conséquence. Les filets périvasculaires des petits lymphatiques périportaux s'unissent et forment des canaux lymphatiques plus importants qui accompagnent les branches majeures des artères, veines et canaux biliaires, en formant un réseau serré autour d'eux.
Les collecteurs lymphatiques se subdivisent en deux groupes. Les vaisseaux ascendants qui suivent le trajet des ramifications des veines sus-hépatiques, traversent le centre phrénique, la veine cave inférieure et se jettent dans les ganglions sous-diaphragmatiques et médiastinaux antérieurs. Les branches descendantes apparaissent sur la surface du viscère en compagnie des branches de l'artère hépatique dans le sillon sagittal gauche et s'échappent du foie au niveau du hile.
À la surface extérieure du foie dans les couches profondes de la capsule de Glisson cheminent des lymphatiques superficiels.
Il existe une complexité importante des rapports anatomiques. Dans la plupart des espèces étudiées et chez l'homme, la lymphe hépatique s'écoule de façon prédominante à travers quelques troncs majeurs qui s'accolent à la veine porte et se jettent dans les ganglions lymphatiques au-dessus du hile du foie. Les voies secondaires sont importantes, car elles représentent des voies de propagation des lésions inflammatoires ou des métastases cancéreuses.

Les lymphatiques superficiels du foie jouent un rôle considérable dans l'évolution des épanchements : ascite cirrhotique ou d'origine cardiaque.

Histologie

La microscopie électronique a été d'un apport majeur pour connaître et préciser le système lymphatique. Tous les vaisseaux sanguins et lymphatiques se drainent et diffusent dans le tissu conjonctif, appelé l'interstitium. Les capillaires relient le réseau artériel et veineux. Ils sont dépourvus de cellules musculaires et n'ont pas de véritable enveloppe conjonctive. Leur paroi comporte une couche de cellules endothéliales avec une membrane basale. Les cellules endothéliales sont polygonales aplaties allongées de 0,1 micron de diamètre. Elles sont arrangées comme « les tuiles d'un toit » dans certains tissus comme le foie, l'intestin, le rein, le plexus choroïde. Les jonctions intercellulaires sont disposées avec des capillaires sinusoïdes (comportant des capillaires fenestrés, des pores) pouvant laisser passer les grosses molécules. La surface et la densité des capillaires sont de 1 000 m2, soit 700 fois la surface corporelle. Le tissu interstitiel est un lieu d'échanges et de diffusion. Les capillaires sanguins et lymphatiques baignent dans l'interstitium. La matrice interstitielle qui le compose est constituée de collagène et de mucopolysaccharides : c'est du tissu conjonctif. Les protéines sont des macromolécules et elles doivent se fragmenter pour entrer dans le réseau lymphatique. Les petites molécules (eau, glucose, etc.) diffusent librement.

Il existe trois types de fibres : fibres de collagène, fibres de réticuline, fibres élastiques.

Les cellules du tissu conjonctif comportent plusieurs types :

- Les cellules autochtones : les fibroblastes s'anastomosent entre eux, ils sont responsables de l'élaboration des macromolécules de synthèse. Les histiocytes peuvent devenir des macrophages. Et les cellules endothéliales, les péricytes, les myocytes et les adipocytes constituent les parois vasculaires.
- Les cellules immigrées : elles sont mobiles et sont sorties du sang circulant par diapédèse. Ce sont les lymphocytes, les monocytes, les polynucléaires. Ils peuvent devenir des macrophages et peuvent dégrader les protéines de haut poids moléculaire en acides aminés, facilitant leur résorption. Le tissu interstitiel permet la diffusion et

les échanges grâce à sa structure lâche. Dans le tissu interstitiel apparaît le système lymphatique. Celui-ci draine des liquides, des protéines et des cellules qui constituent la lymphe.

Les valves lymphatiques ont une fonction très importante. Elles empêchent le reflux du liquide lymphatique. Elles sont formées par les cellules endothéliales qui modifient leur position par protrusion dans la lumière vasculaire. Ce phénomène est initié grâce aux facteurs de transcription des molécules d'adhésion et des composantes de la matrice extracellulaire. Le déroulement de la formation des valves se fait en quatre étapes : initiation, condensation, élongation et maturation. L'initiation de la formation des valves commence par une région de cellules lymphatiques sélectionnées pour initier cette construction. Les cellules ayant une capacité à former des valves expriment des taux élevés du facteur de transcription Prox I, le gène principal du déterminisme lymphatique et de Fox 2. Ces cellules Prox I et Fox 2 positives sont entourées de cellules Prox I et Fox 2 négatives. La zone de formation des cellules est limitée, liée à des facteurs intracellulaires. Il semble que calcineurine/NAFT est nécessaire pour induire la surexpression de Prox 1 et Fox 2 d'une manière sélective à certains endroits et activent l'expression de Cx37. La phase d'élongation est accompagnée d'une production de protéines matricielles et de récepteurs d'adhésion de la matrice exprimée au niveau de la surface des cellules. Lors de la phase de maturation, une matrice extracellulaire épaisse est déposée sur les valves. Le répertoire des facteurs formateurs de valves comporte : BMP9 et B- EMILINI. Ils sont impliqués dans la formation des valves. Les mécanismes fins de cette dernière ne sont pas encore totalement connus, comme les protéines appelées calcineurine/Nat.

Les systèmes vasculaires sont soit ouverts, soit fermés. Les vaisseaux lymphatiques ne sont pas des tubes uniformes. De nombreuses modifications et corrections cellulaires, et moléculaires ont été découvertes. Chez les invertébrés, les deux types de systèmes vasculaires peuvent être observés : ouvert ou fermé. Chez les vertébrés, le *système vasculaire est fermé*, sauf *le système lymphatique qui est ouvert* et connecté au système vasculaire sanguin où il se draine. Les systèmes ouverts sont aussi observés chez les insectes, les arthropodes et certains mollusques. Dans le cas du système

ouvert, les tissus distants du cœur reçoivent moins d'oxygène et de nutriments que les tissus plus proximaux, car la pression sanguine chute rapidement après avoir été pompée à travers le cœur. Les échanges ont lieu dans certains territoires spécifiques : ce sont les capillaires dans les tissus. Ce système est uniforme. La distribution n'est plus fonction de la distance du tissu ou de l'organe par rapport au cœur, mais de la nature de l'organe.
La coagulation sanguine chez les vertébrés se déroule après l'adhésion et l'activation plaquettaire grâce à un mécanisme en cascade qui implique de nombreuses enzymes et des inhibiteurs.
Cela aboutit à la formation de fibrine stabilisée formant une structure réticulée : la fibrine qui est ensuite résorbée grâce au système fibrinolytique. L'endothélium est présent chez les vertébrés et absent chez les invertébrés. L'endothélium a évolué chez l'animal vertébré, il y a 500 millions d'années, pour optimiser le flux sanguin et servir de barrière à celui-ci.

En 1758, John Hunter est le premier anatomiste à découvrir les vaisseaux lymphatiques dans le cou des oiseaux. Puis, William Hunter et son assistant William Cruikshank effectuent des travaux sur les vaisseaux lymphatiques des reptiles et des poissons.
John Hunter est donc le premier à découvrir des éléments solides, cellulaires dans les vaisseaux lymphatiques. William Hewson (1739-1774) a donné une excellente définition du système lymphatique : « *Les vaisseaux lymphatiques sont des petits tubes transparents qui ont été maintes fois découverts dans la plupart des endroits du corps humain : le liquide qu'ils contiennent est généralement sans couleur comme l'est l'eau, ceci leur a donné une première appellation, celle des « ductus aquasi, pis ensitevasa lymphatica ».*
« Le flux de la lymphe, comme celui du liquide chyleux, provient des parties distales du corps et est ensuite drainé vers le centre, les vaisseaux lymphatiques sont aussi situés à proximité des gros vaisseaux ».
Les vaisseaux lymphatiques sont constitués de cellules endothéliales. Florence Sabin (1871-1953) a montré que les vaisseaux lymphatiques se forment à partir des veines. Elle a enseigné que les vaisseaux lymphatiques émergent par bourgeonnement à partir des veines et que le système lymphatique est unidirectionnel collectant la lymphe dans les tissus pour les drainer.

Utilisant des embryons de porcs à qui elle injecte un colorant spécifique à différents stades de leur développement, Florence Sabin montre que les vaisseaux lymphatiques émergent par bourgeonnement à partir des veines.
Elle montre que le système lymphatique est un système unidirectionnel collectionnant la lymphe dans les tissus qui ensuite est drainée vers les veines.

Anatomie topographique du système lymphatique

1- Les lymphatiques des membres.
Leur disposition identique aux veines permet d'opposer les lymphatiques profonds sont sous-aponévrotiques et les lymphatiques superficiels qui cheminent dans le tissu adipeux sous-cutané. Pour les lymphatiques du membre supérieur, la circulation profonde suit les vaisseaux. Les lymphatiques superficiels naissent d'un riche réseau palmaire.

2- Les lymphatiques du membre inférieur voient également deux circulations lymphatiques. Le réseau superficiel est capital dans la genèse des lymphœdèmes. Les communications entre réseaux superficiels et profonds sont exceptionnelles.

3- Les amas ganglionnaires des racines des membres sont axillaires et inguinaux.

4- Les lymphatiques de la cavité abdomino-pelvienne présentent une lymphe des différents viscères qui se draine dans les différentes chaînes satellites des gros vaisseaux.

5- Les courants lymphatiques du thorax se collectent dans le canal thoracique, la chaîne périœsophagienne, les chaînes médiastinales antérieures.

6- Pour les lymphatiques de la tête et du cou, il existe deux courants verticaux et parallèles : un circuit antérieur jugulo-carotidien, un circuit postérieur spinal le long du muscle trapèze. Ces deux courants sont reliés par une chaîne cervicale transverse.
En conclusion, l'anatomie ne change pas, elle est immuable, mais le système lymphatique nous livre encore ses secrets grâce à la microscopie électronique.

Références bibliographiques :

- Bikfalvi A., Moener M., Javerzat S., Sontheimer H., « Inhibition of angiogenesis and the angiogenesis/invasion shift. », *Biochim. Soc. Trans.*, 2011 ; 39 : 1560-4.
- Bikfalvi A., *Une brève histoire du vaisseau sanguin et lymphatique*, EDP Sciences (éd.), 2016.
- *Circulation lymphatique et artérielle en pathologie digestive abdominale*, Masson et Cie (éd.), 1960.
- Pissas A., *Le système lymphatique*, PUF, 2022.
- Picard J. D. & Hidden G., *Soins*, 1977, 22.

Physiologie du système lymphatique

1- La lymphe

La lymphe circule dans les voies lymphatiques. Elle provient des liquides extracellulaires (système lacunaire d'Achard), elle est en échange permanent avec le sang. Une vingtaine de litres de liquide sont cédés quotidiennement aux tissus interstitiels par les capillaires sanguins : 9/10 sont repris par le système veineux et 1/10 par les capillaires lymphatiques, constituant la lymphe. Le passage de l'eau, des électrolytes et des petites molécules se fait par diffusion. Les grosses molécules comme les protéines cédées aux tissus interstitiels par le sang sont partiellement reprises avec leurs dérivés métaboliques par la circulation lymphatique. Leur absorption s'effectue dans les espaces intercellulaires, formés de tissu conjonctif, à l'origine du capillaire lymphatique, par phénomène mécanique de simple ouverture de ces espaces. Le remplissage de ces capillaires est passif, dépendant de la pression intratissulaire. La lymphe chassée dans un canal lymphatique au-delà de la première valvule vide le capillaire. Celui-ci est prêt à réabsorber : Casley-Smith décrit ce mécanisme sous le nom de « *pompe capillaire* ».

Au niveau des canaux lymphatiques, la lymphe est claire, limpide, transparente, mais peu coagulante. Par suite d'une plus grande proportion d'ions diffusibles, sa pression osmotique est plus élevée que celle du plasma sanguin. Beaucoup d'auteurs se sont attachés à rapprocher la composition de la lymphe à celle du plasma. Cependant, celle-ci dépend du territoire étudié.

Chaque zone apporte à la lymphe un métabolisme local, spécifique. Il est difficile de recueillir de la lymphe dans des conditions satisfaisantes. Le liquide qui exsude est la plupart du temps souillé par des traces de plasma ou d'hématies. Celui qui s'écoule par la fistulisation et les cathétérismes d'un vaisseau lymphatique, comme le canal thoracique, est de la lymphe canalisée. Celle-ci est différente de la lymphe interstitielle, à l'origine des lymphatiques, car elle est un liquide de drainage, donc chargée de déchets, et elle a traversé des formations lymphoïdes (ganglions lymphatiques) où elle s'est enrichie en lymphocytes. Tous les liquides extracellulaires et le liquide interstitiel en particulier se distinguent du plasma par leur pauvreté en protéines. Ainsi, la lymphe interstitielle est un ultrafiltrat

du plasma sanguin. Dans cette lymphe interstitielle, les électrolytes fondamentaux (sodium, potassium, chlore, bicarbonate) sont les mêmes, mais les protéines n'y figurent qu'en petite quantité (0,5 à 2 g par litre). La répartition des électrolytes confère à l'ionogramme des liquides interstitiels une composition légèrement différente de l'ionogramme plasmatique.
En dépit de leur très faible teneur en protéines, la lymphe et les autres liquides du système lacunaire contiennent du fibrinogène. Ces liquides sont généralement coagulables, mais la quantité de fibrine, fonction de celle du fibrinogène, est toujours bien inférieure à celle qui apparaît au cours de la coagulation du sang. En fait, cette lymphe ne coagule pas. Ces notions ont conduit à la découverte des facteurs angiogéniques.
La composition du liquide interstitiel et du liquide extracellulaire autre que le plasma a été établie avec une précision suffisante.

Les anatomistes comparent la lymphe du canal thoracique au plasma sanguin. Toutefois, il existe une différence de concentration des électrolytes : Na, K, Ca, Cl notamment. Ce sont surtout les protéines qui varient. Dans le conduit thoracique, il est de 35 à 40 g/l. La lymphe transporte plusieurs enzymes digestives : amylase, lipase, sels et pigments biliaires, les hormones comme la gastrine, l'insuline et celles de la glande endocrine sus-jacente, les vitamines liposolubles (A, D, E, K). Les hormones sont des protéines de grand poids moléculaire. Par ailleurs, les protéines sont surtout des immunoglobulines.
Voici les chiffres retrouvés par Léger et Földi en 1983, en g par litre, et par Alexandre Pissas en 2000 :
. Azote résiduel : 46,5 ;
. Acide urique : 5 ;
. Créatinine : 3 ;
. Cholestérol total : 68 ;
. Cholestérol libre : 34 ;
. Glucose : 136 ;
. Bilirubine : 1 ;
. Phosphatases : 6,3 ;
. Protéines totales : 4,9 ;
. Albumine : 2,3 ;
. Globulines : 2,8 ;

. Sodium : 127 ;
. Potassium : 4,5 ;
. Calcium : 8,8 ;
. Chlore : 96 ;
. Phosphates : 4,4.

Dans l'ensemble, la lymphe renferme les mêmes composants que le plasma sanguin, à concentration égale pour les électrolytes et les molécules diffusibles : glucose, urée, bilirubine par exemple. La concentration globale des protéines dans la lymphe du canal thoracique atteint plus de 6 fois celle de la concentration plasmatique. Il en est grossièrement de même pour les diverses lipoprotéines (triglycérides, phosphatases, cholestérol).

Après un repas gras, les lymphatiques intestinaux apparaissent remplis d'un liquide lactescent, le chyle, d'où leur nom de chylifères. C'est la découverte de Gasparo Aselli. Cet aspect est dû à la présence de volumineux complexes lipoprotéiques formés essentiellement de triglycérides maintenus en suspension grâce à leur couche superficielle faite de protéines et de phospholipides. La préparation de ces complexes et de leur « emballage » est faite par la cellule épithéliale de la muqueuse intestinale à partir des graisses absorbées. Les vitamines liposolubles A, D, E, K sont également transportées dans ces complexes.

La lymphe ramène à la circulation générale des hormones synthétisées dans les glandes : c'est le cas pour la thyroïde, le testicule, l'ovaire et la surrénale. La lymphe peut également jouer un rôle dans la mise en circulation de certaines enzymes comme la rénine, la phosphatase alcaline, etc.

2- L'origine de la lymphe. Les protéines.

Le système lymphatique est un ensemble comportant à la fois le dispositif circulatoire et le système immunologique. La lymphe se constitue à partir des liquides extracellulaires, eux-mêmes en échange permanent avec le sang circulant. Le passage de l'eau, des électrolytes et des petites molécules se fait rapidement par diffusion. Les grosses molécules, les protéines et les substances liées (fer, cuivre, hormones, lipides) sont cédées aux tissus interstitiels par le courant sanguin. C'est la moitié de la masse des protéines circulantes qui est rendue au sang chaque jour. La plus grande partie de cette masse et les protéines synthétisées dans les tissus sont ramenées à la circulation sanguine par la lymphe. L'absorption de ces grosses molécules se fait par les espaces intercellulaires du capillaire lymphatique, mécaniquement ouvert lors de l'imbibition du tissu environnant par traction de celui-ci sur les fibres de collagène amarrées aux cellules endothéliales. Ainsi, au tout début de l'œdème tissulaire, les cellules endothéliales s'écartent, les espaces intercellulaires s'ouvrent et facilitent l'absorption de grosses molécules ou de débris tissulaires nécrosés dans les états inflammatoires.

Les capillaires étant passivement remplis, la moindre élévation de pression intratissulaire chasse la lymphe dans le collecteur au-delà de la première valvule et le capillaire vidé est prêt à réabsorber. À côté de ce mécanisme purement passif, les cellules endothéliales lymphatiques paraissent capables d'absorber électivement certaines molécules comme les protéines et de les excréter dans la lumière du capillaire lymphatique.

Les lymphocytes ont une action majeure et, en cas d'infection, les ganglions gonflent. Ainsi pour la lymphe, son réseau et ses organes sont en première ligne du système immunitaire. Ce système a bien d'autres fonctions comme celle de contrôler le volume et la pression du liquide interstitiel, de maintenir la concentration en protéines et d'entretenir l'équilibre de l'osmolarité (concentration des particules). Le saccule lymphatique est constitué d'un lymphatique initial très largement ouvert sur l'interstitium et permet des échanges avec la lymphe. Les cellules endothéliales parfois peu jointives les unes contre les autres autorisent les échanges par ces brèches et par les fenêtres. Le liquide interstitiel filtré est capté dans le lymphatique initial et devient lymphe quand les échanges ne sont plus possibles. Le débit lymphatique est réglé par les lois de l'osmose.

3- Comment se fabrique la lymphe ?

. Composition de la lymphe

Volumes sanguin et lymphatique sont voisins : 5 à 6 litres chez l'adulte.

Le débit sanguin atteint 7 000 l/24 h. Les globules sanguins sont en quantité importante surtout les lymphocytes. Les globules rouges représentent 1 000 unités/mm^3 en moyenne. La population leucocytaire est largement représentée. Les leucocytes sont de 1 000 à 20 000/mm^3. Les résultats connaissent une grande variation. Les lymphocytes T représentent 75 % des leucocytes. La teneur de la lymphe en protéines est de 5 à 7 g par litre dans les membres inférieurs et de 30 à 40 g par litre dans le canal thoracique. Elle est de 60 g par litre au niveau du foie. Des variations semblables peuvent se rencontrer en ce qui concerne la teneur en lipides. L'étude électrophorétique met en évidence la présence de tous les constituants habituels du sérum sanguin. Les protéines marquées apparaissent dans la lymphe 10 à 15 minutes après leur injection intraveineuse, après avoir effectué le circuit sang-liquide interstitiel-lymphe. Tous les liquides extracellulaires, le liquide interstitiel en particulier, se distinguent du plasma par leur pauvreté en protéines. La lymphe interstitielle, c'est-à-dire à l'origine, est considérée comme un ultrafiltrat du plasma sanguin. À son niveau, les électrolytes fondamentaux (sodium, chlore, bicarbonate) sont les mêmes, mais les protéines n'y figurent qu'en petite quantité (0,5 à 2 g par litre).

Dans la colonne des anions, la faible teneur en protéines nécessite une nouvelle distribution des autres ions (anions et cations) afin de conserver l'équilibre du milieu qui doit rester électriquement neutre. À l'exclusion des protéines, tous les éléments (électrolytes) du plasma se retrouvent dans les liquides interstitiels, certains même à une concentration identique d'anions. La perte de 16 à 18 mEq d'anions protéiques est compensée par une augmentation de la teneur en chlore (110 mEq au lieu de 102 mEq dans le plasma).

En dépit de leur très faible teneur en protéines, la lymphe initiale et les autres liquides du système lacunaire contiennent du fibrinogène, mais ces liquides sont peu coagulables, car la teneur en fibrinogène y est faible.

. Influence de la digestion

Les chylifères intestinaux conduisent au canal thoracique le chyle, ou lymphe intestinale. C'est un liquide blanc, opaque et laiteux dont la concentration en lipides est fonction de la phase digestive et de l'alimentation. Le système lymphatique est la voie la plus importante de résorption des corps gras intestinaux.

Des variations peuvent se rencontrer pour la teneur en lipides avec un taux du cholestérol plus faible dans la lymphe que dans le sérum. Quant à l'alimentation et à la digestion, dans la lymphe, la teneur en protides, glucides et lipides au cours de la digestion est particulière et l'assimilation des glucides est plus tardive que celle des lipides et que celle des produits de dégradation des protéines. Pendant la phase postprandiale, la lymphe intestinale véhicule d'importantes quantités de lipides et particulièrement de triglycérides.

. Les lymphocytes.
Progressivement, après avoir traversé les ganglions, la lymphe se charge en lymphocytes. Ainsi, la lymphocytose du canal thoracique est importante : 2 000 à 20 000 lymphocytes par mm^3, soit 21 à 10 fois plus que celle du sang. Cette lymphocytose varie chez le sujet normal en fonction de nombreux facteurs : richesse ganglionnaire, température, phase digestive, état endocrinien.

4- Les lois de Starling

Les lois de Starling régissent tous les échanges entre capillaires sanguins et lymphatiques initiaux des tissus. Les forces hydrostatiques et oncotiques s'opposent. Plusieurs notions interviennent. La pression hydrostatique capillaire représente la force exercée sur les parois du capillaire, c'est l'équivalent de la pression sanguine qui aurait lieu dans les vaisseaux lymphatiques. La pression tissulaire est la pression dans l'interstitium. La pression oncotique est la pression exercée par les protéines dans le sang ou dans les tissus. Les protéines exercent, pour s'adapter aux lois de l'osmose, une pression inverse de la pression hydrostatique. Au cours de l'activité sportive, le catabolisme protéique est intense, les molécules sont de plus en plus petites. Toutes les protéines de grande taille cédées au tissu interstitiel par la circulation sanguine regagneront la circulation de retour par le système lymphatique.
Un des rôles du système lymphatique est de faire circuler de nouveau les protéines.

Voici le mécanisme de formation de la lymphe. La transsudation du contenu (passage des liquides) venant des capillaires sanguins produit le liquide interstitiel (interstitium) dans lequel baignent les cellules. C'est l'espace intercellulaire constitué de tissu conjonctif.

C'est grâce à ce liquide que les cellules obtiennent leurs nutriments, l'oxygène et peuvent éliminer leurs déchets. La vie tissulaire a des rapports venus des artères et une circulation de retour assurée par les veines et les lymphatiques.
Après utilisation par les cellules, le sang est ramené dans le sang par les capillaires veineux pour 9/10e. La réabsorption de ce liquide côté veinulaire reste limitée à certains éléments : eau, électrolytes, glucose, oxygène, acides aminés, polypeptides, et déchets cellulaires. Le capillaire sanguin ne peut pas réabsorber les protéines si ce sont des macromolécules, car elles sont volumineuses et leur structure n'a pas d'orifice pour le passage de celles-ci. Le reste de cet exsudat. (1/10e) est ensuite absorbé en partie et collecté dans les vaisseaux lymphatiques.
Le système lymphatique est le seul à pouvoir récupérer les protéines de haut poids moléculaire : ce sont les protéines cédées au tissu interstitiel par la circulation sanguine. Ce phénomène majeur est le primum movens de toutes les maladies du système lymphatique et à l'origine de la compréhension de l'œdème lymphatique.
La lymphe transportée dans ces vaisseaux lymphatiques possède, à la fois un rôle de collecteur des déchets cellulaires et de transporteur des acides gras en provenance de la digestion : on l'appelle le chyle. La lymphe transporte également les vitamines liposolubles (A, D, E, K), des hormones, les lymphocytes, des enzymes.
Toutefois, une lymphe surchargée en déchets perdra de son efficacité à transporter et à délivrer des nutriments pourtant essentiels à l'ensemble des cellules et des organes. Dans sa fonction immunitaire, la lymphe est purifiée sur tout son trajet grâce aux ganglions lymphatiques. Ces derniers servent à la fois de réservoir de lymphocytes et de lieu de destruction par phagocytose des agents pathogènes tels que les bactéries et les virus.

Les canaux lymphatiques initiaux agissent comme des micropompes. La filtration de liquide à partir du capillaire sanguin et l'inondation interstitielle écartent les fibres de collagène, et tirent sur les filaments d'ancrage des cellules endothéliales des lymphatiques. La pression tissulaire totale augmente et le lymphatique initial se remplit passivement. Plusieurs mécanismes sont invoqués : la concentration protéique dans les lymphatiques attire l'eau. C'est le mécanisme de formation de la lymphe. Les vésicules lymphatiques commandent un transport actif. De nombreux facteurs interviennent pour modifier les modalités de remplissage lymphatique. Il est possible qu'un facteur intervienne : *edema dependent lymphatic factor*. Ceci signifie qu'en cas d'agression comme une brûlure, l'œdème est moindre. La lésion de l'endothélium libérerait ce facteur et modifierait la perméabilité et le remplissage lymphatique. La circulation lymphatique est assurée par la contraction des unités motrices. Le lymphangion est le segment du lymphatique compris entre deux valvules, empêchant le reflux des liquides.

L'onde contractile prend son origine dans la paroi proche de la valvule distale, puis s'étend à travers la partie centrale et s'arrête à la valvule proximale. La vitesse est de 5 mm/s. La propulsion lymphatique dépend de la contractilité. Une augmentation du volume entraîne une activité spontanée du lymphangion. Il existerait dans la paroi du canal lymphatique d'authentiques cellules régulatrices de type « *pacemaker* » du fait de la présence de filaments d'actine.

Le cycle lymphatique ressemble à l'activité cardiaque. L'éjection du lymphangion est de 50 % de son volume. En cas d'augmentation du volume de la lymphe, il existe des nerfs cholinergiques et adrénergiques qui agissent sur la contraction des canaux lymphatiques. L'activité contractile est proche d'une onde péristaltique, mais la propulsion est irrégulière. Pourtant, elle a une efficacité remarquable. Le tissu lymphoïde est connecté à un système de « *cœur lymphatique* », c'est-à-dire le muscle lisse ou strié anime la propulsion lymphatique vers le système veineux jugulo-sous clavier. La corrélation entre pression, volume et contractilité est réelle, active. En cas d'augmentation du volume de la lymphe, l'adrénaline et la noradrénaline jouent un rôle important sur les fréquences des contractions, mais pas sur l'amplitude. L'activité spontanée rythmée du lymphangion est autonome. Toutefois, les lymphangions n'adoptent pas un rythme de contraction synchrone. Cette organisation permet cependant une efficacité assez remarquable. La propulsion est très irrégulière sans spécificité rythmique. Ainsi, cette activité du système lymphatique ressemble à l'activité cardiaque avec des systoles et des diastoles.

Chez les vertébrés aquatiques et les amphibiens, les nœuds sont près des branchies. Pour les vertébrés supérieurs, chaque structure lymphatique est affublée d'un cœur lymphatique qui détermine la

propulsion centripète. Il convient d'insister sur le rôle important du diaphragme et de la respiration dans l'activité de propulsion lymphatique.
La pression lymphatique est difficile à apprécier. En effet, la pression est délicate à préciser et dépend d'un grand nombre de facteurs. La canulation du canal thoracique est une pratique ancienne. Les pressions prises au niveau de la citerne de Pecquet sont de l'ordre de 2,7 cm d'eau et, au repos, la pression du système lymphatique est de 10 à 25 cm d'eau et de 30 cm en pleine digestion (Léger et Dumont). Plus la lymphe avance vers les gros troncs, plus la pression augmente et gagne à chaque lymphangion 1 cm d'eau. La pression augmente si le sujet se met debout. Des membranes semi-perméables et un phénomène passif sont indispensables. La pression hydrostatique du capillaire du côté artériolaire est de 30 mm de mercure et la pression veinulaire est de 20 mm de mercure. C'est la pression dans l'interstitium. La pression oncotique est la pression exercée par les protéines, soit dans le sang, soit dans les tissus. La pression oncotique sanguine reste constante : 25 mm de mercure, du capillaire artériel au capillaire veineux.
La pression oncotique tissulaire est de 4 mm de mercure. (Bikfalvi).

5- La circulation lymphatique

Lors de sa progression, la lymphe subit une concentration due à la fuite des liquides à travers la paroi des collecteurs. Les valvules empêchent en théorie tout reflux. Pourtant, des reflux limités s'observent fréquemment en lymphographie.
Le flux lymphatique est lent. Les contractions des fibres lisses de la paroi lymphatique avec ouverture et fermeture des valvules, l'activité musculaire, la pression abdominale, les mouvements respiratoires et l'aspiration thoracique sont les principaux éléments moteurs. Les ganglions entravent peu la circulation. Selon les territoires où elle est mesurée et selon les phases de la digestion, la pression lymphatique est variable.
Elle augmente avec l'expiration et diminue lors de l'inspiration.
Il est facile de vérifier ce phénomène lors de la lymphographie.
En effet, en fin de lymphographie, le canal thoracique est opacifié, l'accélération de sa vidange, dans la voie veineuse, rythmée par les mouvements respiratoires, s'observe aisément dans les collecteurs

périphériques. La pression varie entre 10 et 20 mm d'eau. Au repos strict, l'écoulement est insignifiant.
Dans le canal thoracique, la pression de la lymphe est supérieure à celle de la pression veineuse, cela autorise son écoulement dans le système veineux.
Le système veineux assure 90 % du drainage des liquides interstitiels, le système lymphatique en procure 10 %. Le système lymphatique participe au métabolisme général. Les protides sont en quantité inférieure dans la lymphe initiale par rapport à ceux du plasma. En période digestive, les chylifères transportent la plupart des lipides vers le canal thoracique, sous forme de chylomicrons et de lipoprotéines.
La lymphe du canal thoracique prend le nom de chyle, ce qui oppose la pathologie chyleuse à la pathologie lymphatique. On différencie ainsi les écoulements liquidiens : lymphorrhée, chylorhée. Cette distinction localise le siège de la lésion et/ou en précise le mécanisme. L'incontinence valvulaire est à l'origine de reflux provoquant des circulations rétrogrades.
Les ganglions lymphatiques jouent un rôle physiologique de frein relatif de la circulation lymphatique. Ils facilitent les échanges avec le système réticulo-endothélial. La lymphe s'enrichit en lymphocytes et en anticorps lors de la traversée ganglionnaire. Les ganglions jouent le rôle de filtre, de barrage, à l'extension des maladies infectieuses ou tumorales. Ils présentent une analogie de fonction avec celle des poumons et du foie, organes situés sur la circulation de retour du sang veineux : les poumons sur le système cave supérieur comme la circulation lymphatique, le foie sur le système porte en dérivation du système cave inférieur.

6- Physiopathologie

La compréhension des phénomènes physiopathologiques est dépendante des précédentes descriptions anatomiques et histologiques.
Pour que les vaisseaux lymphatiques fonctionnent efficacement, la lymphe formée à partir du filtrat capillaire sanguin, de produits cellulaires et de cellules (dont des lymphocytes), doit être absorbée à partir de l'interstitium, acheminée par des lymphatiques initiaux sans fuite et sans valve et par des précollecteurs. Elle doit être propulsée par un système à valves contractiles (canaux collecteurs périphériques), vers les ganglions lymphatiques interposés pour

atteindre la citerne de Pecquet, drainant la lymphe viscérale de l'abdomen. De là, la lymphe arrive enfin dans les canaux thoraciques gauche et droit, où elle passe dans la circulation sanguine centrale pour compléter la « *boucle sang-lymphe* » de la circulation du liquide extracellulaire.

Une malformation ou un dysfonctionnement lymphatique congénital, n'importe où le long de cette voie continue, peut-être fatale pendant la vie prénatale, ou retardée, ou même silencieuse après la naissance, jusqu'à ce qu'elle entraîne un déséquilibre entre la quantité de lymphe formée et la lymphe absorbée. À ce stade, le « gonflement » des tissus impliquant les membranes ou les accumulations et épanchements de lymphe chyleuse, ou non chyleuse, dans les cavités corporelles, ou les fuites externes, devient manifeste. La stase de ce liquide lymphatique, altérant la matrice extracellulaire (ECM) riche en hyaluronidase à haute teneur en protéines, reflète une diminution de la capacité lymphatique et déclenche une réponse tissulaire localisée. Cette réponse est caractérisée à des degrés divers par une inflammation, une fibrose, un dépôt adipeux, un dérèglement immunitaire, une susceptibilité à l'infection et à la fois une lymphangio-genèse, et une angiogenèse dans le cadre d'un phénomène progressif de « prolifération » (Witte & Bernas (2019), Witte (2006), Földi (2012), Lee (2003)).

Par ailleurs, il a été établi que presque la moitié des protéines plasmatiques circulantes retournent quotidiennement dans le système sanguin par le canal thoracique (Bikfalvi). En plus du canal thoracique se jetant dans la veine sous-clavière gauche, d'autres communications lymphoveineuses existent dans les états normaux et pathologiques. Les vaisseaux lymphatiques sont différents des vaisseaux sanguins, car leurs membranes sont généralement absentes ou pauvrement développées. Cela permet la diffusion intercellulaire des protéines plasmatiques et des lipides trop volumineux pour une réabsorption par le système veineux.

Normalement, la pression lymphatique dans les canalicules est de zéro millimètre d'eau ou négative. Cependant, dans les états pathologiques, la pression intralymphatique devient positive et le flux lymphatique peut être dix fois plus élevé que la normale.

Le lymphœdème est dû à une surcharge fonctionnelle du système lymphatique, c'est-à-dire que la production de lymphe dépasse les capacités de drainage. La présence de protéines et de graisses dans les tissus interstitiels est due à un défaut de développement des lymphatiques comme dans le lymphœdème primaire, ou d'une obstruction fonctionnelle comme dans le lymphœdème secondaire. La surcharge circulatoire ne mène pas nécessairement au lymphœdème, car les lymphatiques peuvent s'adapter à une production augmentée de lymphe pour compenser le faible débit. L'accumulation des macromolécules interstitielles conduit à une augmentation de la pression oncotique dans les tissus, produisant davantage d'œdème. Et la stagnation persistante de protéines interstitielles conduit à la fibrose et produit les cellulites et les lymphangites. En cas d'obstruction, les lymphatiques peuvent se dilater et les valves deviennent insuffisantes et inefficaces. Il faut noter la haute concentration de grosses molécules. La lymphe ne coagulant pas, elle ne présente pas les complications qu'on peut retrouver dans le système artérioveineux. De plus, la section des lymphatiques semble avoir une capacité extraordinaire à reconstituer ceux-ci. Il semble que le délai de cette reconstruction est de 21 jours. C'est le délai observé avec les transplantations ou les réimplantations de membres, et la reconstruction spontanée des canaux lymphatiques. Le lipœdème correspond à une accumulation de graisses qui sont charriées par le système lymphatique depuis les ganglions situés autour des intestins. Si la pression oncotique du système lymphatique est trop importante, les pores s'ouvrent et les macromolécules s'accumulent dans le liquide interstitiel sous la peau, et en particulier les graisses. Plus les albumines fuient dans l'espace extracellulaire, plus l'œdème augmente, accompagné d'une hypoprotéinémie sanguine.

Lors du lymphœdème, le traitement conservateur, comportant la compression et le bandage, convient à la grande majorité des patients. La discussion sur le traitement médical est complexe.
Le traitement conservateur peut être présenté en deux grandes catégories : mécanique et pharmacologique.
. Les techniques mécaniques importantes sont : l'élévation stricte des extrémités, une contention et une compression progressive, une hygiène rigoureuse de la peau pour éviter l'infection, un contrôle du poids et la compression pneumatique intermittente. Cette technique est efficace, mais nécessite des séances multiples longues pour obtenir un résultat réel.

. Les techniques pharmacologiques incluent les antibiotiques pour le traitement des infections, la prévention de la cellulite et des lymphangites. Les agents antifongiques jouent un rôle important, surtout chez les patients avec hyperkératoses des pieds. Les diurétiques sont d'inégales valeurs. S'ils sont utilisés, ils doivent l'être à des périodes courtes avec des précautions pour éviter les effets secondaires. Les anticoagulants (héparine et warfarine (coumadine)) ont été recommandés par certains auteurs, mais ils n'ont pas de valeur prouvée. De plus, des réactions contraires peuvent être importantes. Un nombre de nouveaux agents a été essayé récemment incluant l'acide pantothénique, la pyridoxine et l'hyaluronidase. L'efficacité de ces agents est encore à explorer et leur usage doit être considéré comme expérimental.

7- Examens complémentaires

Depuis plusieurs années, l'examen fondamental en lymphologie est l'IRM (Imagerie par Résonance Magnétique). Aucune injection, aucune préparation ne sont utilisées. Les images sont d'excellente qualité et sont précises. Le progrès est permanent et permet d'étudier des régions particulières segmentaires, comme la hanche, le genou, la cheville. La circulation lymphatique au repos est lente et l'on peut réaliser les mêmes examens avec l'IRM pour le liquide pancréatique, la bile.

La lymphographie directe, selon la technique de Kinmonth, représente une méthode intéressante, mais elle n'est plus guère utilisée, car les images sont imprécises. Dans tous les territoires et au niveau de tous les viscères, l'injection d'un colorant à résorption lymphatique, comme le Bleu patent V, visualise les canalicules lymphatiques. Sans injection, leur aspect est nacré, translucide et il est assez aisé lorsqu'on a une pratique de la lymphographie, de les isoler sans les colorer. L'injection intralymphatique d'un produit de contraste liposoluble, comme le Lipiodol permet d'opacifier les voies de drainage lymphatique jusqu'à leur terminaison en passant par les relais ganglionnaires, quel que soit l'organe cible. La réalisation des lymphographies des membres est aisée, mais les images sont imprécises. De plus, l'application de la méthode dans le territoire maxillo-facial est délicate, difficile. La lymphographie viscérale à destinée intestinale, rénale, testiculaire, pulmonaire, cardiaque impose une participation chirurgicale. Elle a été conçue in

vivo comme technique de recherche ou expérimentée en laboratoire sur l'animal. Les lymphatiques ont en général une distribution identique dans les différents organes et les indications des injections de produits opacifiants sont rares.
En post-mortem, les lymphatiques sont facilement isolés. Rouvière a d'ailleurs démontré l'existence d'une circulation lymphatique post-mortem.
Les lymphographies à point de départ pédieux étaient autrefois très utilisées. D'autres techniques sont employées pour illustrer la circulation lymphatique. Certaines sont des méthodes indirectes d'étude de la circulation lymphatique comme la lymphographie isotopique. Celle-ci, par exemple avec le Technétium 99 colloïdal, apprécie la circulation essentiellement au niveau des membres. Toutefois, la définition des images canaliculaires et ganglionnaires est toujours moins précise qu'avec l'IRM.
D'autres, comme le scanner et l'IRM, étudient le retentissement de la stase lymphatique sur les organes voisins. Associées à l'échographie, ces techniques contribuent à objectiver l'hypertrophie ganglionnaire.
La lymphographie nous a beaucoup appris. Toutefois, les méthodes (IRM) aptes à identifier l'hypertrophie ganglionnaire thoraco-abdomino-pelvienne diminuent considérablement, voire totalement, les indications de la lymphographie directe. La pratique de celle-ci est actuellement limitée en dehors de la cancérologie, à certaines observations de stases lymphatiques cliniques, de fistules et d'épanchements chyleux pour lesquels il est nécessaire de localiser le point de départ de la maladie et de comprendre la physio-pathologie. En cancérologie, ses indications sont fonction des équipes médico-chirurgicales.
La lymphographie avec des produits de contraste se redéveloppera lorsque des substances opaques, résorbées électivement par le système lymphatique seront mises au point.
Ce seront des lymphographies indirectes. Les travaux en cours, l'existence de résorption lymphatique partielle par le Iotrolan autorisent cet espoir.
La circulation lymphatique double la circulation veineuse de retour. Située en dérivation sur le système veineux, elle conduit la lymphe transformée en chyle vers le système cave. Les liquides veineux et lymphatiques se lient et se dirigent vers le cœur droit. Tout unit ces

deux systèmes : l'embryologie, la physiologie, la pathologie. Les affections qui altèrent la circulation de l'un des deux systèmes retentissent sur la circulation de l'autre. Prétendre connaître la pathologie veineuse sans aborder les circulations lymphatiques normale et pathologique est insensé comme approcher la circulation veineuse en méconnaissant la circulation artérielle.

8 - Les circulations lymphatiques pathologiques

L'insuffisance valvulaire et les blocages canaliculaires, ou ganglionnaires avec leurs conséquences, constituent les principaux facteurs responsables d'une atteinte de la circulation lymphatique. L'insuffisance valvulaire provoque des lymphangiectasies susceptibles de se rompre à leur voisinage dans tous les organes. Les blocages lymphatiques sont responsables des circulations rétrogrades, des détournements lympholymphatiques et sont à l'origine de circulations complexes. Cette pathologie est congénitale ou acquise, souvent secondaire à une pathologie infectieuse. D'autres mécanismes compensateurs interviennent : les détournements lymphoveineux vers les systèmes cave ou porte. Les blocages lymphatiques sont canaliculaires ou ganglionnaires, surtout en pathologie tumorale. Les mécanismes compensateurs expliquent la latence de la plupart des troubles circulatoires lymphatiques, principalement ceux observés par la lymphographie en cancérologie. Ces blocages surviennent sur un système lymphatique primitivement sain ayant conservé sa fonction valvulaire. Le but de ces circulations compensatoires est d'assurer ou de tenter de procurer un drainage lymphatique efficace. L'intégrité de la fonction valvulaire représente l'élément primordial pour assurer une circulation lymphatique normale. Les fistules lymphatiques sont lymphoveineuses et lymphoviscérales, canaliculaires ou ganglionnaires. Mais, la physiopathologie n'apporte aucun élément déterminant pour reconnaître l'étiologie de l'affection. Le facteur veineux est le plus important. La veine est malléable et souple, et donc déformable. Proche des voies lymphatiques, elle est facilement atteinte, comprimée, englobée, envahie par l'extension lymphoganglionnaire, le plus souvent métastatique.

L'artère, rigide, à paroi plus épaisse, subit peu les phénomènes pathologiques de voisinage. Tous les troubles circulatoires lymphatiques retentissent d'abord sur la circulation veineuse. L'inverse est vrai. Les obstructions veineuses, dont la plus fréquente, la thrombose veineuse, et parmi les plus rares, la compression cave, créent des surcharges lymphatiques qui provoquent une augmentation du débit de la lymphe associée à des hypertrophies ganglionnaires. Ces compensations sont latentes.

La connaissance de la circulation lymphatique normale et pathologique débouche sur quelques vérités premières, essentielles par leurs conséquences thérapeutiques : stase lymphatique et insuffisance valvulaire. Le lymphœdème des membres représente l'expression clinique la plus fréquente de l'insuffisance lymphatique. Les stases lymphatiques profondes, viscérales, ont des mécanismes physiopathologiques responsables, identiques. Elles trouvent des circuits compensatoires, ce qui explique leur latence fréquente et leur relative rareté. L'insuffisance valvulaire représente le premier facteur de la lymphostase. Tant qu'il n'existe pas de correctif de l'insuffisance valvulaire, il est illusoire de guérir la lymphostase. Seuls des moyens modestes existent, palliatifs, temporaires, pour améliorer les membres, comme la contention et la kinésithérapie. Il faut y associer des agents pharmacodynamiques. Les mécanismes compensatoires, comme les lymphodétournements, les fermetures spontanées de fistules, la régénération lymphatique sont souvent suffisants pour stopper l'évolution d'une pathologie de lymphostase.

Ceux-ci sont presque toujours efficaces si le trouble circulatoire survient sur un système lymphatique primitivement sain. La chirurgie n'a guère de place dans les maladies de lymphostase.

Elle devrait toujours être basée sur la physiopathologie de la lymphostase.

Les moyens de prévention doivent être respectés. C'est la prophylaxie de l'infection et des traumatismes des parties molles afin d'éviter l'altération des voies de suppléance, et l'aggravation de l'insuffisance valvulaire. La prévention de la thrombose par un dépistage précoce des petites thromboses veineuses du membre supérieur est de règle. Quelles sont les préventions en lymphologie ? Il ne faut jamais prélever un ganglion axillaire ou inguinal, de siège inférieur dans la chaîne ganglionnaire. Cela peut entraîner un lymphœdème. Savoir repérer en chirurgie thoraco-cervicale le canal thoracique et ses crosses est essentiel pour ne pas les blesser. En cancérologie, il faut respecter les territoires ganglionnaires non envahis.

La circulation lymphatique est une microcirculation dont les fonctions sont majeures. Cette circulation, invisible a pour conséquence d'être trop oubliée. Pourtant, dans la progression des maladies infectieuses, dans l'extension des maladies tumorales, son rôle est primordial. Trois filtres existent dans notre organisme pour ralentir l'évolution de certaines maladies : les ganglions, les poumons, le foie. En dehors de la cancérologie, les lymphodétournements constituent des mécanismes compensatoires efficaces. Les lymphostases cliniques n'apparaissent qu'avec l'altération des valvules lymphatiques. Il existe une analogie pathologique des maladies lymphatiques et veineuses. Les deux systèmes veineux et lymphatique sont voisins : embryologie, anatomie, physiologie.
Leur fonction est partiellement commune, leur pathologie souvent intriquée impose une approche identique.

Les perspectives innovantes

Quatre notions essentielles, nouvelles, sont à explorer et à détailler : la lymphangiogenèse, les cellules souches, l'unité neuro-vasculaire, les transplantations de ganglions lymphatiques autologues.

1- La lymphangiogenèse

Les vaisseaux ne sont pas des tubes uniformes : ils sont subdivisés en vaisseaux artériels, veineux et lymphatiques. Les vaisseaux lymphatiques constituent un système unidirectionnel de tube. Le microenvironnement a été considéré autrefois comme un participant non actif, sans aucun rôle dans le développement des tumeurs. En 1970, le microenvironnement était considéré comme participant inactif. Grâce au dynamisme de Judah Folkman (*N. Engl. J. Med.*, 1971), celui-ci a combattu l'idée de la cancérologie qui était focalisée sur les altérations existantes dans les cellules. Dans les années 1980, la recherche sur le cycle cellulaire et les oncogènes (gènes induisant la transformation des tumeurs) était approuvée et l'angiogenèse observée dans les tumeurs était considérée comme une réaction inflammatoire non spécifique. Les auteurs de cette époque ont ridiculisé toute tentative de recherche sur l'angiogenèse tumorale. Cependant, Folkman avec d'autres chercheurs a déclenché l'avènement des oncogènes et ces hommes ont démontré que la vascularisation jouait un rôle primordial dans le développement des tumeurs. Judah Folkman, père fondateur de l'angiogenèse, est parvenu à changer l'opinion. C'est lui qui a fait sortir l'angiogenèse de l'obscurité, pour devenir un des domaines phares de la recherche biomédicale. En effet, la croissance des tumeurs est influencée par l'angiogenèse. Ces notions ont conduit à la découverte des facteurs angiogéniques.

En France, Andreas Bikfalvi a constitué avec une équipe, le *Réseau français d'angiogenèse*, qui fédère les principaux laboratoires travaillant dans ce domaine. Le blocage de la lymphangiogenèse a une application pratique : c'est le traitement de la dissémination métastatique. La détection précoce des métastases est basée sur les changements induits par la tumeur au niveau des vaisseaux lymphatiques.

L'identification de marqueurs spécifiques reflétant les modifications de la vascularisation lymphatique a un intérêt pratique pour arrêter celle-ci. Il existe une corrélation entre l'expression d'ECAM (Endothelial Cell Adhesion Molecule), une molécule impliquée dans les jonctions entre cellules endothéliales lymphatiques et l'apparition de métastases ganglionnaires des carcinomes épidermoïdes cervico-faciaux et des cancers colorectaux. Le développement de traceurs infrarouges pour visualiser la vascularisation lymphatique permet de quantifier la réponse à la thérapie. C'est le cas du lymphœdème survenant après curage ganglionnaire ou radiothérapie. La lymphangiogenèse pourrait être créée et développée pour permettre la guérison du lymphœdème. Le lymphœdème congénital est dû à une mutation dans le gène du récepteur VEGFR3. Des recherches actives essaient de développer des molécules thérapeutiques capables de stimuler la lymphangiogenèse. L'inflammation est une autre application de la stimulation des vaisseaux lymphatiques.
La question importante est : le VEGF (vascular endothelial growth factor) dans la forme classique de ce facteur (VEGF-A) est-il suffisant pour expliquer l'angiogenèse ? Non, car dans certains tissus et certaines tumeurs, l'angiogenèse est indépendante du VEGF. La stimulation des vaisseaux lymphatiques par le VEGF-C a des effets anti-inflammatoires, retrouvés dans plusieurs modèles d'inflammation cutanée et articulaire. Ces effets sont dus à une meilleure élimination des fluides et des cellules inflammatoires extravasées. Les vaisseaux lymphatiques sont apparus comme des cibles pour le développement de nouvelles stratégies thérapeutiques afin de traiter les maladies inflammatoires.
Les vaisseaux lymphatiques se forment d'abord à la hauteur des veines cardinales sous l'influence de facteurs lymphangiogéniques. Et certains médicaments anti-inflammatoires utilisés sont des stimulateurs de la lymphangiogenèse. Le VEGF (vascular endothelial growth factor) a été initialement facteur de l'angiogenèse tumorale, puis a conquis la biologie du développement. Les VEGF ont représenté un saut conceptuel important, mais il n'y a pas de facteur spécifique de l'angiogenèse. En effet, le VEGF-C a une importance capitale dans la lymphangiogenèse. Cette molécule est capable de stimuler significativement la croissance des vaisseaux lymphatiques, mais elle est insuffisante pour expliquer l'angiogenèse, et il

existe d'autres molécules et interactions cellulaires. Elle est produite sous forme de précurseurs. VEGF-C a une affinité très forte et stimule le récepteur VEGFR3. C'est essentiel pour la régulation de la lymphangiogenèse.
Une autre famille de molécules, les angiopoïétines, a des effets sur le développement vasculaire et constitue des facteurs modifiant la qualité du vaisseau. Pour caractériser le comportement des cellules en culture, on étudie la prolifération cellulaire, en exposant les cellules à un facteur activateur ou inhibiteur, et on compte les cellules T. Cela permet de savoir si ce facteur exerce une influence sur le nombre cellulaire. L'identification des VEGF a eu un impact considérable au point de vue de la recherche fondamentale et sur le plan clinique. Les vaisseaux ressemblent aux axones des nerfs qui s'orientent sur des distances significatives, parfois importantes. Dans le vaisseau, il doit y avoir des cellules spécialisées responsables du guidage dans l'espace et elles ont été nommées « *cellules tip* » par Christer Betzholtz du Karolinska Institute de Stockholm. Ces cellules « *tip* » n'ont pas de lumière pour conduire les liquides et se trouvent au bout de vaisseaux capillaires guidant la croissance de ce tube. Elles possèdent des filopodes qui permettent leur orientation et, enfin, ces cellules sont très sensibles au VEGF. Une étape fondamentale est la formation de la lumière à l'intérieur du tube vasculaire et le contact entre les différentes cellules vasculaires. Dans la cavitation cellulaire, des vacuoles à l'intérieur des cellules endothéliales fusionnent et progressivement deux phénomènes apparaissent : cavitation tubulaire et invagination peuvent se dérouler sur un même arbre vasculaire.
L'équipe de Ralph Adams du Max Planck Institut de Münster, en Allemagne, a proposé que le récepteur principal dans les cellules « *tip* » ne soit pas le récepteur R2, mais le récepteur R3 du VEGF, suractivé dans les cellules « *tip* ». Une publication récente a contredit cette affirmation.
Le professeur Kari Alitalo de l'Université d'Helsinki a identifié le VEGF-C. Celui-ci peut stimuler la lymphangiogenèse. Cette molécule est également capable de stimuler la croissance des vaisseaux lymphatiques. Le domaine de l'angiogenèse fait des progrès fulgurants et celle-ci est entrée dans l'ère clinique.
L'angiogenèse thérapeutique en médecine cardiovasculaire a été dynamisée dès 1990. La plupart des études cliniques ont montré un

bénéfice modeste, mais significatif quand les cellules médullaires (de la moelle) injectées ont été utilisées dans le traitement des artériopathies ischémique des membres.
Pour cette pathologie, l'angiogenèse doit être stimulée et les vaisseaux doivent être stabilisés pour permettre un flux sanguin adéquat, et l'utilisation de biomatériaux optimise l'efficacité des traitements. Il apparaît qu'une stratégie pour stimuler l'angiogenèse est l'injection de cellules provenant de la moelle osseuse. L'idée est que les cellules injectées peuvent s'incorporer dans les vaisseaux en formation et stimuler leur croissance. Il se dégage que l'effet proangiogenèse est dû au relargage des facteurs stimulateurs des cellules injectées.
Kari Attilo a montré que le VEGF-C pouvait stimuler la croissance des vaisseaux lymphatiques. Il existe d'autres facteurs stimulant la lymphangiogenèse. En particulier, il subsiste une protéine intracellulaire SOX 18 qui induit indirectement la différenciation des vaisseaux lymphatiques et qui entraîne l'expression de prox1.
D'autres facteurs stimulant la lymphangiogenèse existent. Le VEGFR3 est le récepteur stimulé par VEGF-C (récepteur : molécule de structure protéique qui peut être glycosylé ou porter d'autres modifications). Celui-ci induit un récepteur spécifique : COUP-TFH. D'autres récepteurs interviennent : la neuropiline 2, l'éphrine B2 et l'angiopoïétine 1. Ils sont essentiels pour former les vaisseaux lymphatiques. L'activation de la voie intracellulaire des MAP-kinases contrôle la différenciation des veines vers les vaisseaux lymphatiques au cours de l'embryogenèse. Cette voie est fondamentale pour la différenciation des vaisseaux lymphatiques. Elle contrôle la prolifération et la migration des cellules.
VEGFR3 permet la séparation des vaisseaux lymphatiques des veines, prouvée par Florence Sabin (1916). Elle écrit : « *La théorie que je propose, postule que les vaisseaux lymphatiques proviennent de l'endothélium des veines et se développent par la multiplication des cellules endothéliales.* » Après leur formation, les vaisseaux lymphatiques sont maturés et remodelés en un réseau ramifié. Le système lymphatique joue un rôle important chez l'adulte. Il est impliqué dans diverses pathologies : génétique et cancéreuse.
La maladie de Milroy comporte un lymphœdème congénital précoce, elle est liée à une mutation du récepteur VEGFR3 qui inactive le domaine kinase de ce récepteur. Dans les études

précliniques, ce déficit peut être compensé par l'administration d'une quantité démesurée de VEGF-C. Dans l'évolution du cancer, la dissémination métastatique est une étape cruciale. Deux types de dissémination existent : la dissémination hématogène par les vaisseaux sanguins et la dissémination lymphatique par les vaisseaux lymphatiques. Le cancer du sein présente une dissémination lymphatique. Il est utile de détecter tôt la dissémination métastatique, en examinant « les ganglions lymphatiques dits sentinelles » au cours de l'opération chirurgicale. La question est : la dissémination lymphatique nécessite-t-elle un processus actif provenant des vaisseaux lymphatiques ou cette dissémination est-elle seulement passive ?
La présence de vaisseaux lymphatiques à l'intérieur de la tumeur est un facteur pronostic important, défavorable pour la survie des patientes. Les vaisseaux lymphatiques jouent un rôle actif dans la dissémination métastatique : cela est établi grâce à l'expérimentation. Il faut préciser que ces processus ont été identifiés chez l'embryon de poisson-zèbre. Il est probable que ces mécanismes soient universels et se déroulent chez les mammifères ce que témoignent des résultats émanant de différents laboratoires. Pour des vaisseaux plus grands, la lumière doit augmenter de taille au cours du développement embryonnaire et cela est dû à une multiplication des cellules endothéliales par prolifération. Ce phénomène est à la base de l'artériogenèse. Ce processus joue un rôle important dans la formation de la circulation collatérale. Les facteurs qui déclenchent sont le flux sanguin chez l'adulte, c'est-à-dire la formation de plus gros vaisseaux à partir d'artérioles.
Que conclure ? Le VEGF a été identifié comme le facteur principal pour la régulation de l'angiogenèse. Ce facteur est essentiel dans l'angiogenèse tumorale puisque son inhibition bloque la croissance tumorale. Au total, le principe organisateur du vaisseau du vertébré est la cellule endothéliale. Il existe deux sauts évolutifs importants durant la phylogenèse de l'arbre vasculaire. Un passage du principe organisateur « myoépithé-lial » vers « l'endothélium » et une recontextualisation des mécanismes de régulation avec l'intégration du système de régulation de l'hypoxie à l'endothélium, et de son tissu environnant.

2- Les cellules souches

Ross Harrison (1870-1959) a été le premier à essayer de cultiver des tissus in vitro, c'est-à-dire dans des boîtes de culture au laboratoire. En 1907, il a cultivé du tissu de têtard dans un liquide interstitiel coagulé de la grenouille par la technique de la goutte suspendue, technique qui est encore utilisée de nos jours pour réaliser des cultures de cellules.

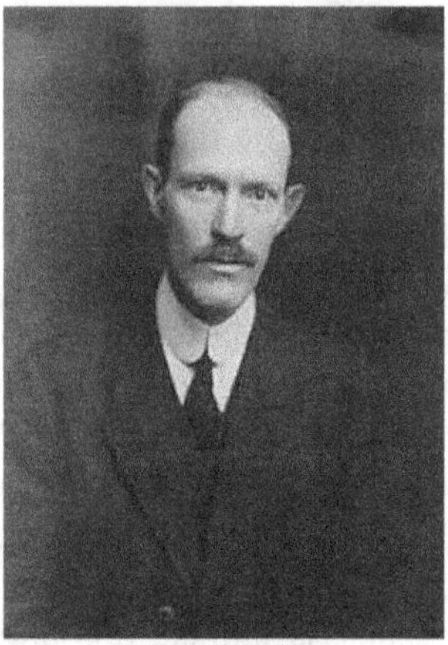

Pr Ross Harrison,
© U. S. National Library of Medicine.

Une figure majeure du développement de la culture cellulaire est Alexis Carrel, chirurgien français qui travaillait à l'Institut Rockefeller à New York et qui a été prix Nobel 1912. Il a fait les premières cultures in vitro d'explants tissulaires contenant le cœur de poulet et nourri par un milieu mis au point par Carrel lui-même avec un extrait d'embryon de poulet.

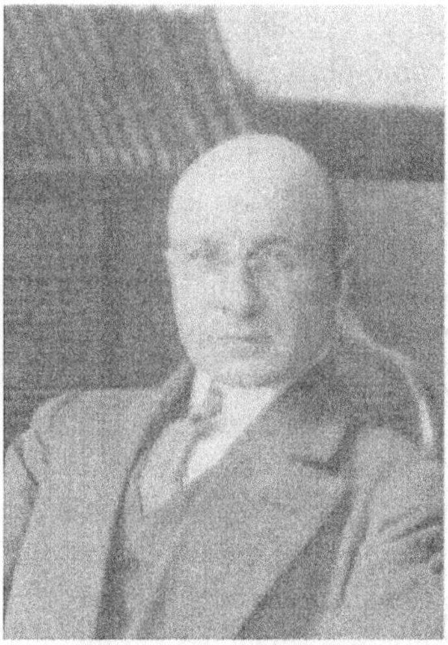

Pr Alexis Carrel (1873-1944),
© Bibliothèque de l'Académie nationale de Médecine.

Les cellules endothéliales ont été isolées chez différentes espèces : bovidés, rongeurs, homme. Il a été difficile de réaliser la culture des cellules endothéliales humaines, avec des acides aminés, du glucose, des vitamines, du sérum humain, le tout placé dans un incubateur à 37°, car leurs besoins en nutriments sont très importants. Ces cellules ont été isolées à partir du cordon ombilical de nouveau-né et différentes techniques ont été développées pour isoler les péricytes et les cellules musculaires lisses.
Le laboratoire Dana Farber Institute à Boston avec Takayuki Asahara a permis d'isoler des cellules précurseurs circulantes endothéliales. Pour ce faire, un anticorps anti-AC113 a été utilisé. L'antigène AC113 existe dans certaines cellules souches et le Pr Andreas Bikfalvi l'a souligné dans son ouvrage *Une brève histoire du vaisseau sanguin et lymphatique* (2016). Mises en culture, ces cellules acquièrent certaines caractéristiques des cellules endothéliales. Le sang périphérique contenait donc des cellules progénitrices capables de se différencier en cellules endothéliales. Le chapitre écrit par Andreas Bikfalvi est fondamental et fait une mise au point très pertinente. Shanin Rafii et David Lyden du Sloan Kettering Cancer Center de New York évoquent la possibilité pour les cellules souches produites dans la moelle osseuse de s'accumuler

au niveau des tumeurs et d'autres sites. Ceci a des conséquences pour la croissance tumorale, car 40 % des vaisseaux de la tumeur semblent être constitués de cellules endothéliales provenant des progéniteurs de la moelle. Ces travaux stipulent qu'un facteur de transcription cellulaire, le gène ldl, joue un rôle essentiel dans ce processus : cellules endothéliales formées par les progéniteurs. En effet, les souris déficientes en ldl montrent un défaut au niveau des progéniteurs des cellules endothéliales qui sont en nombre faible. L'angiogenèse est réduite avec ce facteur, aussi la progression tumorale et la formation de micrométastases sont inhibées.
Dans la croissance tumorale et la progression des micrométastases en macro-métastases, ce gène ldl agirait au niveau d'un autre gène cible appelé P31 et celui-ci est inhibé par Idl. Ces notions sont complexes et non encore entièrement résolues.
Les cellules progénitrices formant des cellules endothéliales (CEP) possèdent des marqueurs permettant de les identifier. Pourtant, ces CEP semblent inclure un groupe hétérogène : CD34, Flk-1 (VEGF R2.) et CD-133. Dans ces CEP, deux populations sont à distinguer : une population dite précoce non différenciée pouvant produire des facteurs paracrines et les CEP tardives. Ces dernières ont peut-être la capacité de s'intégrer dans les vaisseaux en construction. Deux mécanismes ont été proposés pour expliquer la participation des CEP à l'angiogenèse. Le premier mécanisme postule que l'incorporation des CEP existe dans le vaisseau en construction. Un autre mécanisme affirme relarguer les facteurs stimulateurs à partir des cellules progénitrices. Il se peut que la différenciation des CEP participe à la néo-angiogenèse. Les cellules progénitrices des cellules endothéliales (CEP) possèdent un certain nombre de marqueurs permettant de les identifier. De plus, il est suggéré que les microparticules produites par des cellules ayant subi un stress ou une agression externe, comme une ischémie cardiaque ou une ischémie des tissus périphériques, entraînent la différenciation des CEP pour participer à la néo-angiogenèse. L'identification et le rôle des CEP dans la vascularisation des tumeurs sont toujours débattus.
Mais, un article du *Proc. Nat. Acad. Sci.* (USA, 2008) sème le doute sur la signification des progéniteurs des cellules endothéliales dans l'angiogenèse tumorale. Rafii et Lyden affirment dans cet article

que : « *Ces études sont erronées, concernant la stratégie expérimentale et l'interprétation des données* ». Ils affirment encore : « *Ils ont abouti à des conclusions non fondées concernant la contribution des progéniteurs des cellules endothéliales à l'angiogenèse tumorale. Leur travail est basé sur une réalisation superficielle de leurs expériences.* »

En effet, les résultats des auteurs Purhonen et col. ont montré que les précurseurs des cellules endothéliales dérivés de la moelle osseuse ne contribuent pas à la vascularisation en pathologie cancéreuse. À partir des présumés précurseurs, la différenciation en cellules endothéliales matures et fonctionnelles serait un événement très rare. D'ailleurs, des études cliniques chez des patients ayant une récidive de cancer indiquent que les progéniteurs sont présents au niveau des vaisseaux, mais avec un faible pourcentage (5 % en moyenne).

De plus, d'autres cellules hématopoïétiques non-CEP sont importantes pour l'induction d'une nouvelle vascularisation et elles y contribuent de façon significative. Un autre concept précis affirme que, dans certaines tumeurs, les cellules tumorales se transdifférencient en cellules endothéliales et cela s'effectue à partir des cellules souches tumorales. (Bikfalvi, 2016). Ces cellules sont appelées « *cellules initiatrices tumorales* » ou CIT, capables de former des cellules endothéliales. Ces conclusions sont basées sur le fait que les cellules endothéliales d'une partie des vaisseaux ont des marqueurs pouvant être uniquement dérivés des cellules tumorales. Il semble que la population des cellules endothéliales ayant des marqueurs de cellules souches ne provient pas de cellules tumorales. Ainsi, les résultats en faveur de la transdifférenciation apportés par quelques laboratoires sont contradictoires et restent à confirmer.

3- L'unité neuro-vasculaire

Il existe une grande convergence entre la vascularisation et les nerfs périphériques. Dès 1901, Christian Shiler écrivait un article dans lequel il étudiait la connexion entre les systèmes nerveux et vasculaires, dont les lymphatiques. Shiler proposait un lien anatomique et fonctionnel entre capillaires et nerfs.

Les systèmes vasculaires et le système nerveux ont une relation afférente et efférente. Concernant les capillaires lymphatiques, les nerfs joueraient un rôle de contrôle sur les vaisseaux lymphatiques et ce qui concerne leur circulation. Christian Shiler postulait qu'une vasodilatation des capillaires lymphatiques d'origine neurovasculaire est induite par les nerfs pour permettre « la transsudation du liquide lymphatique ». La connexion vaisseaux et neurones se déroule à plusieurs niveaux : innervation des vaisseaux périphériques, vascularisation des nerfs, rôle des vaisseaux dans l'activité neuronale et rôle des facteurs neuronaux dans l'angiogenèse. L'interaction fonctionnelle est aussi suggérée en raison de nombreuses similitudes entre le système nerveux et la vascularisation.

Ces deux éléments ont une voie afférente et efférente à l'exception des vaisseaux lymphatiques. La voie afférente, dans le cas des neurones, est constituée par des neurones moteurs, tandis que la voie efférente est constituée par des neurones sensitifs. Les deux systèmes, vasculaires et nerveux sont interconnectés et ont des trajectoires communes de migration au cours du développement. Il existe des facteurs produits par le tissu neural et astrocytaire qui stimulent l'angiogenèse. De même, les cellules vasculaires produisent des molécules comme l'artémine, qui attire les axones vers elles. Les facteurs ou récepteurs dans le système nerveux ont une fonction angiogénique et le VEGF a des effets directs sur les neurones.

Le VEGF est capable de stimuler la survie neuronale et les cellules souches neuronales. Il est capable de stimuler leur migration. Dans la moelle épinière, le VEGF stimule la migration de neurones commissuraux.

Ainsi, leur activité peut être stimulée. Le Pr Andreas Bikfalvi a montré que le VEGF intervient dans la modulation de l'activité des neurones moteurs de la moelle épinière. Les neuropillines agissent dans la répulsion des axones et ils sont localisés dans le cône de croissance.

Shay Soker et son équipe ont identifié ces neuropillines comme un corécepteur pour le VEGF. Anne Eichmann et son équipe du Collège de France ont montré que NRP1 était exprimé au niveau des artères et NRP2 au niveau des veines. Leurs équipes ont identifié des facteurs répulsifs neuronaux actifs dans l'angiogenèse dont l'un des facteurs est la nétrine-1. Cette molécule a des activités de modulation de l'angiogenèse.

Anne Eichmann a prouvé que la nétrine-1 produite par les vaisseaux est impliquée dans l'attraction des axones vers les vaisseaux. Une autre molécule, Robo 4, appartient à la famille des récepteurs de la sémaphorine impliquée dans le guidage et la répulsion axonale. La Robo 4 lie la nétrine au niveau des cellules endothéliales. Les éphrines restent attachées à la membrane et interagissent avec les récepteurs appelés Eph qui sont impliqués dans la séparation entre le système artériel et veineux. Elles jouent un rôle dans le bourgeonnement des vaisseaux sanguins.

Le VEGF a des activités importantes dans le système nerveux en interagissant avec les neurones. En effet, le VEGF stimule la survie neuronale et les cellules souches neuronales. L'innervation des vaisseaux sanguins est prouvée et il existe des connexions neuronales avec les vaisseaux sanguins. Au cours du développement, l'artémine produite par les cellules musculaires lisses attire les terminaisons nerveuses sympathiques vers la paroi vasculaire.

Les vaisseaux coronaires (du cœur) de grande taille sont des voies d'accès pour les axones distaux sympathiques et ceux-ci atteignent la couche sous-épicardique des ventricules. Ils participent à l'innervation cardiaque. Les nerfs sensitifs et moteurs sont vascularisés pour être fonctionnels et éviter la neuropathie périphérique du diabète.

Des molécules de la famille des hedghog sont des protéines qui ont été découvertes en 1995 chez la drosophile et sont impliquées dans le développement embryonnaire. Elles jouent un rôle important dans la mise en place du plan de l'organisme. La molécule angiopoïétine-1 stimule la vascularisation de la moelle épinière et des nerfs périphériques. Ces faits pourraient s'appliquer dans le traitement des polyneuropathies alcooliques ou diabétiques.

4- La transplantation de ganglions lymphatiques autologues

Anne Saaristo, de l'Université d'Helsinki a démontré que les ganglions lymphatiques sont très riches en VEGF (facteur de croissance lymphatique), d'où l'idée de transplanter ceux-ci pour traiter le lymphœdème. Une haute expression de VEGF-C dans le tissu lymphatique par rapport à plusieurs tissus a été démontrée. Le prélèvement des transplants de ganglions se réalise ainsi : un petit lambeau contenant les ganglions lymphatiques superficiels est prélevé dans une zone donneuse avec une artère et une veine. Ces vaisseaux seront anastomosés avec une artère et une veine de la zone receveuse. Aucun geste chirurgical n'est réalisé pour le rétablissement des canaux lymphatiques. Cela se forme grâce aux facteurs de croissance et les canalicules rejoignent les ganglions lymphatiques transplantés. Tout se passe comme si les ganglions lymphatiques aspiraient les canaux lymphatiques arrêtés à l'extrémité du membre. La technique de transplantation de ganglions lymphatiques autologues est considérée comme étant physiologique, car on reconstruit les ganglions lymphatiques absents ou réséqués. Trois endroits de prélèvement des ganglions lymphatiques sont utilisés. Les ganglions transplantés sont ceux des vaisseaux circonflexes iliaques superficiels au niveau du bassin. Les ganglions thoraciques externes sont beaucoup utilisés, car leur prélèvement est facile et n'entraîne aucune conséquence. De plus, l'opération se déroule avec deux équipes en faisant en sorte qu'elle ne se gêne pas. Enfin, les ganglions cervicaux de la chaîne cervicale transverse sont très rarement utilisés, car les variations anatomiques sont fréquentes. Lors de la transplantation, il convient de réséquer la fibrose de la zone déjà opérée en priorité (ex. : mastectomie et curage pour cancer). Les ganglions sont placés dans les zones d'adénectomie ou d'absence de ganglions : ce sont surtout les régions inguinale ou scapulaire. Les techniques de microchirurgie sont nécessaires pour réaliser les microanastomoses vasculaires. Le lambeau graisseux entourant les ganglions, soigneusement respecté, sera placé autour des vaisseaux, à l'endroit de l'évidement ganglionnaire. En effet, il contient des cytokines nécessaires à la croissance et au développement des lymphatiques. En cas de nécessité chez la femme, le lambeau sera élargi, il deviendra un SIEA (Superficial infraepigastric artery) modifié et sera dessiné sur les perforantes de l'artère épigastrique inférieure superficielle. Ce lambeau correspond à une résection elliptique abdominale. Si le sein doit être reconstruit simultanément, on réalise un DIEP (Deep infraepigastric perforator flap) modifié. Cette palette cutanée correspond à une abdominoplastie. La patiente aura simultanément une reconstruction mammaire, un traitement de son lymphœdème et une abdominoplastie. C'est une opération prodigieuse. Il est possible d'associer une liposculpture des régions externes dans les lipœdèmes des membres grâce à une canule d'aspiration fine.

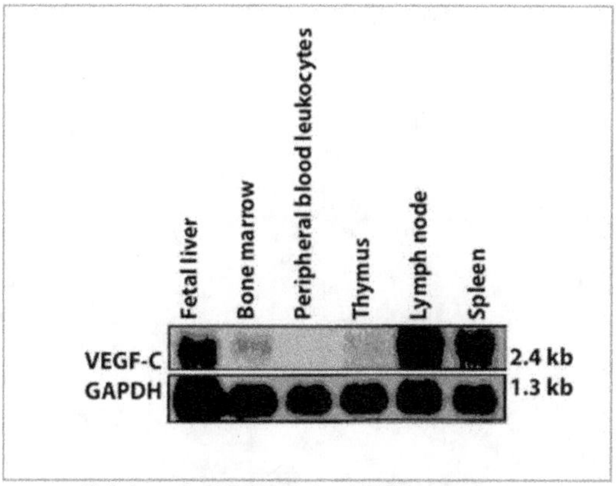

Schéma du VEGF-C dans différents tissus,
© Saaristo A. M., Niemi T. S., VItanen T. P. et coll.

Il existe une haute expression de VEGF-C dans le tissu lymphatique par rapport à d'autres tissus. Les tissus lymphatiques en sont pourvus au maximum. VEGF-C est produit sous forme de précurseurs et maturé par des enzymes appelés convertases. Ceux-ci clivent la forme « précurseurs » de 419 acides aminés (59 kDa) en une forme de 21 kDa.

Conclusion

En lymphologie, plusieurs perspectives thérapeutiques existent, et les Prs. Alexandre Pissas et Andreas Bikfalvi l'enseignent. Il convient d'intensifier la recherche fondamentale et clinique en lymphologie. En particulier, il y a lieu d'analyser les résultats des transplants de ganglions lymphatiques autologues pour traiter le lymphœdème, comme nous les réalisons (*Guérir du lymphœdème*, 2022). La lymphologie doit devenir une discipline médicale et il est nécessaire de respecter les obligations suivantes :

. Réaliser un répertoire des lymphœdèmes par des études épidémiologiques ;
. Traiter tous les malades atteints de lymphœdème ;
. Instaurer des préventions du lymphœdème (lors de la chirurgie) ;
. Activer le dialogue entre les médecins spécialistes de la lymphe et l'assurance maladie ;
. Activer les références pour le traitement du lymphœdème ;
. Obtenir une accréditation de l'ANAES permettant l'intégration de nouveaux soins (agence nationale d'accréditation et d'évaluation scientifique), la HAS (Haute Autorité de santé).

À la suite de William Harvey, « *On ne doit pas entrer dans une controverse avec ceux qui ont excellé en anatomie et ont été mes professeurs* ». Harvey a permis la révolution scientifique dans le domaine de la biologie vasculaire : « *L'anatomie et la vérité seules nous importent* ». Au-delà du soin thérapeutique dispensé par le médecin, celui-ci se doit d'être à l'écoute des patients et de leur famille afin d'améliorer leur qualité de vie.

D'autre part, l'espoir est justifié, car il est possible, aujourd'hui, de guérir du lymphœdème (cf. *Guérir du lymphœdème*, 2022).

Des nouveautés sont à l'ordre du jour : la lymphopoïèse, les cellules souches, les transplantations de ganglions lymphatiques autologues, l'unité neurovasculaire. Des précisions sur la connexion neuronale sont nécessaires. Les facteurs neuronaux sont des facteurs angiogéniques et ces facteurs sont les mêmes que ceux de l'innervation des vaisseaux sanguins et lymphatiques. Il existe un lien anatomique et fonctionnel entre les capillaires et les nerfs : le système neurovasculaire.

Pour les capillaires lymphatiques, les nerfs joueraient un rôle de contrôle sur ceux-ci et sur la circulation de la lymphe. La connexion vaisseaux-neurones a un rôle complexe, mais nécessaire. C'est le rôle des vaisseaux dans l'activité neuronale et le rôle des facteurs neuronaux dans l'angiogenèse. Il est certain que les systèmes vasculaires et nerveux ont des interconnexions importantes.
Les facteurs angiogéniques comme le VEGF ont des effets sur les neurones, modulés par le comportement des sujets. Ainsi, l'angiogenèse est augmentée chez la souris lorsqu'on stimule l'activité d'apprentissage et de mémoire. Mais, il existe des pathologies pouvant bénéficier d'une stimulation du réseau lymphatique, en particulier le lymphœdème observé après résection de ganglions lymphatiques ou après radiothérapie en cas de cancer du sein.
La lymphangiogenèse pourrait être induite pour permettre la résorption du lymphœdème. Des recherches sont en cours pour développer des molécules thérapeutiques pour stimuler la lymphangiogenése. Une autre application réside en la stimulation des vaisseaux lymphatiques par le VEGF-C qui exerce des effets anti-inflammatoires lors d'inflammations cutanées et articulaires. Il faut également connaître les travaux d'Anne Saristoo qui montre que la transplantation de ganglions lymphatiques vascularisés autologues est capable de faire pousser et d'allonger les canaux lymphatiques déficitaires pour rejoindre les ganglions transplantés. En outre, certains des médicaments anti-inflammatoires sont des stimulateurs puissants de la lymphangiogenèse.

Bibliographie

- Battista B. N., Becker C., Germain M. A., « Vascularized lymph node transfer for patients with secondary inferior limb lymphedema. », *Plast. Reconstr. Surg.*, 2013 ; 132 : 32-33.
- Battista B., Germain M. A., Faria J. C., Becker C., « Lymph node flap transfer for patients with secondary lower limb lymphedema. », *Microsurgery*, Doi 10. 1002: micr.
- Becker C., Germain M. A., *Guérir du lymphœdème*, L'Harmattan (éd.), Coll. Médecine à travers les siècles, Paris. 2022.
- Becker C., Arrive L., Saaristo A., Germain M. A., Fanzio P., Batista B. N., Piquilloud G., « Surgical treatment of congenital lymphedema. », *Clin. Plat. Surg.*, 2012 ; 39 : 377-384.
- Bikfalvi A., *Une brève histoire du vaisseau sanguin et lymphatique.* EDP Sciences, 2016.
- Byung-Boong Lee, Bergan J., Rockson S. G., *Lymphedema. A concise Compendium of Therapy and practice*, Springer (ed.), 2016.
- Casley-Smith J., *Modern treatment for lymphedema*, Terrace (ed.), Adelaïde, 1997.
- Cesalpino A., *Peripateticarum quaestiorturn libri quirtqire*, Guinta, Venice, 1571.
- Cheng M. H., Chang D. W., Patel K. M., *Principles and Practice of Lymphedema Surgery*, Elsevier (ed.), 2016.
- Columbo M. R., *De re anatomica libri.* Novcolo Bevilacqua, Venice, 1559.
- Foldi M., Casley-Smith, *Lymphangiology*, Schattauer (ed.), Stuttgart, 1983.
- Hermann H., Cier J. F., *Précis de physiologie*, Masson (éd.), Paris, 1976.
- Hidden G., « Physiologie de la circulation lymphatique. », *Anatomia Clinica*, 1979 ; I : 331-45.
- Hidden G., Hureau J., « Les grandes voies lymphatiques des viscères digestifs abdominaux chez l'adulte. », *Anatomia Clinica*, 1978 ; 1 : 167-176.
- Janbon C., Cluzan V., *Lymphologie*, Masson (éd.), Paris, 1995.
- Leduc A., Leduc O., *Drainage de la grosse jambe*, Wilmart et Gilles (ed.), Jodoigne, Belgique, 1992.

- Neligan P. C., Masia J., Piller N. B., *Lymphedema. Complete Medical and Surgical Management*, CRC Press, 2016.
- Olszewski W., *Lymphostasis: pathophysiology, diagnostic and treatment*, CRC Press, Boston, 1991.
- Pissas A. *Le système lymphatique*, PUF, Que sais-je ?, Paris, 2022.
- Pissas A., *Les grandes voies lymphatiques abdominales en anatomie clinique (le tronc)*, in J. P. Chevrel, *Anatomie clinique*, Springer (ed.), Heidelberg, 1994 : 477-85.
- Pissas A., « Anatomie des vaisseaux lymphatiques du membre supérieur et du membre inférieur. », in J. P. Chevrel, *Anatomie clinique,* Springer (ed.), Heidelberg, 1991 ; 27 : 573-80.
- Pissas A., « Anatomo-clinical and anatomo-surgical essay on the lymphatic circulation of the pancreas. », *Anatomia clinica,* 1984 ; 6 : 255-280.
- Pissas et al., « Le drainage lymphatique de l'estomac. », *J. Chir.*, Paris, 1979.
- Picard J. D., *Circulation lymphatique*, Pierre Fabre (éd.), 1994.
- Rouvière H., *Anatomie des lymphatiques de l'homme,* Masson (éd.), Paris, 1932.
- Sabin F. R., « The method of growth of the lymphatic system », *Science*, 1916 ; 44 : 145-58.
- Servelle M., *Pathologie lymphatique*, Masson (éd.), Paris, 1975.
- Servelle M., Nogues C., *Les chylifères*, Expansion scientifique, Paris, 1981.
- Viitanem T. P., Serppann M. P., Suominen E. A., Saaristo A. M., « Donor site lymphatic function after microvascular lymph node transfer. », *Plast. Recontr. Surg.*, 2012 ; 130 : 1246-1253.

Remerciements

Une grande dette de gratitude me lie à tous ceux qui m'ont aidé dans mes efforts et dans mes recherches. La liste serait trop longue pour les citer tous. Je ne citerai donc que les plus proches.
Ma reconnaissance va à tous ceux qui me soutiennent depuis si longtemps et qui m'encouragent sans faillir en me donnant de leur temps généreusement et librement. Je les en remercie tous. Ce sont :
Mon épouse Anne qui m'a supporté tout ce temps et m'a soutenu, par son écoute, son dynamisme et sa joie de vivre.
Les membres de la bibliothèque de l'Académie nationale de médecine, tout particulièrement son directeur dynamique, rigoureux et bienveillant, M. Jérôme Van Wijland, M. Damien Blanchard et Mme Léa Latchan.
Le Pr Patrice Queneau pour son préambule bienveillant et enthousiaste.
Le Pr Christian F. Roques-Latrille qui a accepté d'écrire la préface de ce livre.
Le Pr Alain Philippon pour son aide inestimable dans la rédaction et pour la seconde préface.
Le Pr Patrice Le Floch Prigent pour la relecture attentive et les corrections de mon livre.
Le Pr Andreas Bikfalvi pour son aide si précieuse.
Le Pr Alexandre Pissas spécialiste du système lymphatique et son enseignement.
Madame Benhammou pour sa patiente relecture de l'ouvrage.
Le Dr Xavier Riaud, directeur de la collection médecine à travers les siècles aux éditions L'Harmattan, pour sa confiance renouvelée, son aide efficace, sa patience, pour son travail de mise en pages et ses corrections.
Les Éditions L'Harmattan, bien sûr, en acceptant mon livre, en lui donnant le soutien de sa puissante réputation, la célèbre maison, honneur de l'édition française, démontre avoir su préserver les plus belles traditions, le sens des responsabilités et la diffusion de la vérité.

Table des matières

Structures éditoriales du groupe L'Harmattan

L'Harmattan Italie
Via degli Artisti, 15
10124 Torino
harmattan.italia@gmail.com

L'Harmattan Hongrie
Kossuth l. u. 14-16.
1053 Budapest
harmattan@harmattan.hu

L'Harmattan Sénégal
10 VDN en face Mermoz
BP 45034 Dakar-Fann
senharmattan@gmail.com

L'Harmattan Cameroun
TSINGA/FECAFOOT
BP 11486 Yaoundé
inkoukam@gmail.com

L'Harmattan Burkina Faso
Achille Somé – tengnule@hotmail.fr

L'Harmattan Guinée
Almamya, rue KA 028 OKB Agency
BP 3470 Conakry
harmattanguinee@yahoo.fr

L'Harmattan RDC
185, avenue Nyangwe
Commune de Lingwala – Kinshasa
matangilamusadila@yahoo.fr

L'Harmattan Congo
219, avenue Nelson Mandela
BP 2874 Brazzaville
harmattan.congo@yahoo.fr

L'Harmattan Mali
ACI 2000 - Immeuble Mgr Jean Marie Cisse
Bureau 10
BP 145 Bamako-Mali
mali@harmattan.fr

L'Harmattan Togo
Djidjole – Lomé
Maison Amela
face EPP BATOME
ddamela@aol.com

L'Harmattan Côte d'Ivoire
Résidence Karl – Cité des Arts
Abidjan-Cocody
03 BP 1588 Abidjan
espace_harmattan.ci@hotmail.fr

Nos librairies en France

Librairie internationale
16, rue des Écoles
75005 Paris
librairie.internationale@harmattan.fr
01 40 46 79 11
www.librairieharmattan.com

Librairie des savoirs
21, rue des Écoles
75005 Paris
librairie.sh@harmattan.fr
01 46 34 13 71
www.librairieharmattansh.com

Librairie Le Lucernaire
53, rue Notre-Dame-des-Champs
75006 Paris
librairie@lucernaire.fr
01 42 22 67 13

www.ingramcontent.com/pod-product-compliance
Lightning Source LLC
LaVergne TN
LVHW021223061026
849535LV00008B/2885